Antonella Chesca
Mujgan Cengiz

Teoria e prática para o diagnóstico médico

Antonella Chesca
Mujgan Cengiz

Teoria e prática para o diagnóstico médico

ScienciaScripts

Imprint

Cover image: www.ingimage.com

This book is a translation from the original published under ISBN 978-3-659-87015-6.

Publisher:
Sciencia Scripts
is a trademark of
Dodo Books Indian Ocean Ltd. and OmniScriptum S.R.L publishing group

120 High Road, East Finchley, London, N2 9ED, United Kingdom
Str. Armeneasca 28/1, office 1, Chisinau MD-2012, Republic of Moldova, Europe
Managing Directors: Ieva Konstantinova, Victoria Ursu
info@omniscriptum.com

Printed at: see last page
ISBN: 978-620-8-60823-1

PREÂMBULO

Este volume apresenta informações sobre os métodos modernos de diagnóstico em patologia humana.

Os autores descrevem métodos de diagnóstico, utilizando principalmente técnicas de biologia celular e molecular e também alguns métodos relacionados do domínio da microbiologia.

O livro está estruturado em capítulos, contendo informações acompanhadas de imagens, quadros e gráficos.

O livro actualiza informações recentes que podem ser divulgadas principalmente a estudantes, mestrandos e doutorandos, professores, microbiologistas, biólogos, químicos, geneticistas, médicos e investigadores e também a outras pessoas interessadas.

A versão impressa e eletrónica do livro facilita o acesso de todos os leitores à informação escrita.

Com este volume, completamos uma colaboração internacional bem-sucedida, com colaboradores do projeto IP Erasmus intitulado "Classic and Modern Methods for Molecular Diagnostics in Human Pathology", MDHP, coordenado pela Faculdade de Medicina da Universidade Transilvânia de Brasov, Roménia, durante três anos, de 2011 a 2013.

O grupo-alvo deste projeto são os estudantes de mestrado e de doutoramento.

Universidades parceiras e professores do projeto, de diferentes países abaixo.

Universidade Radboud de Nijmegen, NL

Faculdade de Medicina da Universidade de Istambul Cerrahpasa e Faculdade de Medicina de IstambulTR

Instituto de Biologia Celular, Faculdade de Medicina, Universidade de Ljubljana, SL

Universidade de Pardubice, CZ

Universidade de Medicina, Pecs, HU

Universidade Claude Bernard Lyon I, FR

Universidade de Farmácia e Medicina, Iuliu - Hatieganu Cluj- Napoca, RO

Universidade de Farmácia e Medicina, Targu - Mures, RO

Além do projeto, participou, na qualidade de conferencista, o professor Ilya Azizov da Universidade de Medicina de Karaganda, KZ

Outros colaboradores de prestígio mencionados no final, mas não o último, são o Sr. Tim Sandle, PhD, Diretor de Microbiologia do Bio Products Laboratory, Reino Unido. Agradeço ao Sr. Sandle a sua avaliação para a publicação deste livro.

Editores,

2016

ÍNDICE DE CONTEÚDOS

TESTES DE EFICÁCIA ANTIMICROBIANA

Tim SANDLE

Diretor de Microbiologia na BPL, Reino Unido

Resumo: Quando um doente está infetado com uma infeção bacteriana, é muito importante compreender e administrar o medicamento adequado. Para selecionar a medicação adequada, é necessário selecionar os antimicrobianos e demonstrar a sua eficácia através de testes controlados. Neste caso, o teste de suscetibilidade aos antibióticos (AST) é realizado para determinar qual o antibiótico que terá mais êxito no tratamento de uma infeção bacteriana in vivo. A deteção de substâncias antimicrobianas é também uma parte importante da descoberta de medicamentos. Este capítulo aborda a base do teste de eficácia antimicrobiana, como um dos pilares do laboratório de microbiologia clínica. O capítulo também considera os testes de eficácia dos conservantes. Os conservantes são adicionados a alguns medicamentos com o objetivo de suprimir qualquer crescimento microbiano que possa ocorrer quando o produto começa a ser utilizado pelo consumidor. A capacidade destes conservantes antimicrobianos para inibir ou matar microrganismos é avaliada utilizando o teste de eficácia antimicrobiana (AET).

Palavras-chave: antibiótico, antimicrobiano, microbiologia clínica, conservantes, testes de eficácia, descoberta de medicamentos, produtos farmacêuticos, bactérias.

1. Introdução

Um antimicrobiano é uma substância que mata ou inibe o crescimento de microrganismos, como bactérias, fungos ou protozoários, bem como destrói vírus. Os antimicrobianos fazem parte de um grupo mais vasto de substâncias denominadas biocidas. Os biocidas são substâncias químicas capazes de matar organismos vivos, geralmente de forma selectiva, e incluem pesticidas (como fungicidas, herbicidas, insecticidas, algicidas, moluscicidas, miticidas e rodenticidas) e antimicrobianos (germicidas, antibióticos, antibacterianos, antivirais, antifúngicos, antiprotozoários e antiparasitas)

Os medicamentos antimicrobianos matam os micróbios (microbicidas) ou impedem o seu crescimento (microbistáticos). Exemplos de medicamentos antimicrobianos incluem antibióticos como a penicilina e a tetraciclina. Os principais grupos de antimicrobianos são:

- Antibióticos - formulações utilizadas para tratar infecções bacterianas.
- Antivirais - uma classe de medicamentos utilizados para tratar infecções virais.

- Antifúngicos - um grupo de substâncias utilizadas para tratar infecções fúngicas.
- Antiparasitários - conjunto de substâncias químicas utilizadas para tratar infecções parasitárias.
- Desinfectantes - agentes antimicrobianos que são aplicados a objectos não vivos para destruir microrganismos, cujo processo é conhecido como desinfeção.
- Conservantes - substâncias químicas naturais ou sintéticas adicionadas a certos produtos farmacêuticos para evitar a decomposição por crescimento microbiano ou por alterações químicas indesejáveis.

A principal divisão dos antimicrobianos é entre antibióticos, conservantes e desinfectantes. A caraterística que distingue os antibióticos dos desinfectantes é que todos os agentes antibióticos clinicamente eficazes apresentam uma toxicidade selectiva para a bactéria e não para o hospedeiro. A base da seletividade varia consoante o antibiótico em causa.

Dada a utilização generalizada de antimicrobianos em preparações farmacêuticas, os testes de eficácia dos antimicrobianos constituem uma parte importante dos testes laboratoriais. Existem dois testes comuns para os antimicrobianos. São eles:

a) O teste de suscetibilidade aos antibióticos (AST);
b) O teste de eficácia antimicrobiana (AET) (por vezes designado por teste de eficácia de conservantes).

Este capítulo examina alguns dos elementos importantes para a realização da AST e da AET.

2. Uma breve introdução aos antibióticos e conservantes

A história dos antimicrobianos começa com as observações de Pasteur e Joubert, que descobriram que um tipo de bactéria podia impedir o crescimento de outro (mais tarde percebeu-se que este facto se devia à produção de um antibiótico). A descrição original e ainda tecnicamente correta de um antibiótico é a das substâncias produzidas por um microrganismo que matam ou impedem o crescimento de outro microrganismo. Desde a década de 1960, com a produção de compostos sintéticos (como as sulfonamidas), o termo antibiótico é utilizado para se referir a quase todos os medicamentos que curam uma infeção bacteriana.

A primeira vaga de antimicrobianos a ser descoberta foi a penicilina e a tetraciclina. Antes da descoberta da penicilina em 1941, não existia nenhum tratamento eficaz para doenças como a gonorreia ou a pneumonia. A partir destes primeiros desenvolvimentos, o fabrico em massa de antimicrobianos tornou-se uma parte importante da indústria farmacêutica. No entanto, a eficácia a longo prazo da terapia antimicrobiana apresenta problemas, uma vez que muitos microrganismos, especialmente as bactérias, estão a tornar-se resistentes a um número cada vez maior de agentes antimicrobianos. As bactérias que se encontram nos hospitais parecem ser especialmente resistentes e estão a causar cada vez mais dificuldades aos doentes mais doentes - os que se encontram no hospital (sobretudo o MRSA, ou Staphylococcus aureus resistente à meticilina). Atualmente, a resistência bacteriana é combatida através da descoberta de novos medicamentos. No entanto, os microrganismos estão a tornar-se cada vez mais resistentes mais rapidamente do que a descoberta de novos medicamentos. Assim, é provável que a investigação futura em terapia antimicrobiana se concentre em descobrir como ultrapassar a resistência aos antimicrobianos ou como tratar as infecções com meios alternativos.

2.1. Antibióticos

Um antibiótico é uma substância ou composto (também designado por agente quimioterapêutico) que mata ou inibe o crescimento de bactérias. Os antibióticos são classificados como bactericidas se matarem as bactérias susceptíveis ou bacteriostáticos se inibirem reversivelmente o crescimento das bactérias (principalmente impedindo a divisão celular). Em geral, é preferível a utilização de antibióticos bactericidas, mas muitos factores podem ditar a utilização de um antibiótico bacteriostático. Quando é utilizado um antibiótico bacteriostático, a duração da terapêutica deve ser suficiente para permitir que os mecanismos de defesa celular e humoral erradiquem as bactérias. Se possível, devem ser utilizados antibióticos bactericidas para tratar infecções do endocárdio ou das meninges. As defesas do hospedeiro são relativamente ineficazes nestes locais e os perigos impostos por estas infecções exigem a erradicação imediata dos organismos.

A eficácia dos antibióticos tem sido tradicionalmente medida pela concentração inibitória mínima e pela concentração bactericida mínima, que são utilizadas para medir a atividade antimicrobiana in vitro e constituem um excelente indicador da potência antimicrobiana. Nos últimos anos, a eficácia dos antibióticos tem sido examinada através da utilização de técnicas mais sofisticadas de determinação do perfil farmacocinético, em que vários parâmetros farmacológicos são combinados para atuar como marcadores significativos da eficácia do medicamento. Os antibióticos antibacterianos podem ser classificados com base na sua especificidade alvo: os antibióticos de "espetro estreito" visam tipos particulares de bactérias, como as bactérias Gram-negativas ou Gram-positivas, enquanto os antibióticos de largo espetro afectam uma vasta gama de bactérias. Os antibióticos que têm como alvo a parede celular bacteriana (inibidores da síntese da parede celular bacteriana) (antibióticos beta-lactâmicos como as penicilinas e as cefalosporinas); ou a membrana celular (polimixinas); ou que interferem com enzimas bacterianas essenciais (quinolonas, sulfonamidas), são geralmente de natureza bactericida. Os que visam a síntese proteica, como os aminoglicosídeos, os macrólidos e as tetraciclinas, são geralmente bacteriostáticos. No século XXI, novas classes de antibióticos foram introduzidas na utilização clínica. Estes novos antibióticos pertencem às três classes seguintes: lipopeptídeos cíclicos (daptomicina), glicilciclinas (tigeciclina) e oxazolidinonas (linezolida). A tigeciclina é um antibiótico de largo espetro, enquanto os outros dois são utilizados para as infecções Gram-positivas. Estes desenvolvimentos podem eventualmente ser a chave para contrariar a crescente resistência bacteriana aos antibióticos existentes.

Os antibióticos são produzidos industrialmente por um processo de fermentação, em que o microrganismo de origem é cultivado em grandes contentores (100 000-150 000 litros ou mais) contendo um meio de crescimento líquido. No fabrico, é importante que a concentração de oxigénio, a temperatura, o pH e os níveis de nutrientes sejam óptimos, sendo monitorizados de perto e ajustados, se necessário. Como os antibióticos são metabólitos secundários, o tamanho da população deve ser controlado com muito cuidado para garantir que o rendimento máximo seja obtido antes que as células morram. Uma vez concluído o processo, o antibiótico deve ser extraído e purificado até se obter um produto cristalino. Este processo é mais simples se o antibiótico for solúvel num solvente orgânico. Caso contrário, deve ser previamente removido por permuta iónica, adsorção ou precipitação química.

2.2. Conservantes

Os conservantes são substâncias adicionadas às preparações farmacêuticas para as proteger de alterações químicas ou da ação microbiana. A contaminação pode ocorrer durante o fabrico ou, mais frequentemente, pelo utilizador final após a abertura do recipiente. A abertura e o fecho repetidos dos recipientes e o contacto com as mãos, a pele e as membranas mucosas ou a retirada repetida de doses individuais podem resultar em contaminação. Os conservantes incluem agentes antibacterianos e antioxidantes. A utilização de conservantes tem uma longa história no desenvolvimento de medicamentos, uma vez que a deterioração microbiana de produtos farmacêuticos é conhecida há muitos anos. A deterioração actua a vários níveis. Pode resultar na deterioração do produto devido à perda de potência ou pode levar a uma infeção no doente. Alguns produtos farmacêuticos estéreis requerem a adição de um conservante antimicrobiano quando foram fabricados em condições asséptica a partir de ingredientes pré-esterilizados (a adição de um conservante não é permitida em todos os casos).

A função de um conservante é reduzir a carga microbiana para um nível que seja seguro para a utilização designada do produto e manter o número de microrganismos viáveis a um nível igual ou inferior a esse valor durante o período de armazenamento e utilização do produto. Os conservantes devem, por conseguinte, ser estáveis na formulação durante o prazo de validade do produto e ser capazes de lidar com todos os abusos cometidos pelo consumidor e pelo utilizador (isto é, contaminação durante a utilização, problemas relacionados com a integridade do fecho do recipiente, armazenamento incorreto, etc.) (Gilbert e Allison, 2006).

Alguns exemplos de conservantes são:

- Ácidos (orgânicos): ácido benzoico, parabenos, ácido sórbico
- Álcoois: etílico ou isopropílico, clorbutol, bronopol
- Aldeídos: formaldeído, gluteraldeído
- Biguanidas: clorhexidina, polihexametileno biguanida
- Halogéneos: hipoclorito, iodopovidona, clorofórmio
- Mercuriais orgânicos: mercúrio, prata, tiomersal, acetato fenilmercúrico
- Fenólicos: cresol, clorocresol, bisfenol
- Compostos de amónio quaternário: cetrimida, cloreto de benzalcónio

Estes conservantes diferem em termos de espetro de atividade contra diferentes microrganismos e dos tipos de produtos farmacêuticos em que podem ser utilizados (tais como medicamentos orais, preparações tópicas, etc.).

3. Métodos de ensaio laboratoriais

3.1. Teste de suscetibilidade aos antibióticos

Para os microbiologistas que trabalham na indústria farmacêutica, o principal teste relacionado com os antimicrobianos (com exceção da adição de conservantes, que é abordada mais adiante) no laboratório é o teste de suscetibilidade aos antibióticos. Os primeiros métodos para avaliar o efeito bactericida dos antibióticos nas bactérias consistiam em placas de ágar com ranhuras cortadas. A solução de antibiótico era então vertida nas ranhuras e depois deixada a difundir-se para inibir o crescimento das bactérias colocadas em faixas perpendiculares à vala. Com o tempo, as técnicas de teste de suscetibilidade antimicrobiana tornaram-se mais sofisticadas.

O objetivo dos testes de suscetibilidade antimicrobiana é prever o sucesso ou insucesso in vivo da terapia antibiótica. Os testes são efectuados in vitro e medem a resposta do crescimento (ou suscetibilidade) de um microrganismo isolado a um determinado tipo de antibiótico. O teste de suscetibilidade aos antibióticos é efectuado em condições normalizadas para que os resultados sejam reproduzíveis.

As medidas quantitativas básicas da atividade in vitro dos antibióticos são a concentração inibitória mínima (CIM) e a concentração bactericida mínima (CBM). A CIM é a concentração mais baixa do antibiótico que resulta na inibição do crescimento visível (ou seja, colónias numa placa ou turvação numa cultura em caldo) em condições padrão. A MBC é a concentração mais baixa do antibiótico que mata 99,9% do inóculo original num determinado período de tempo.

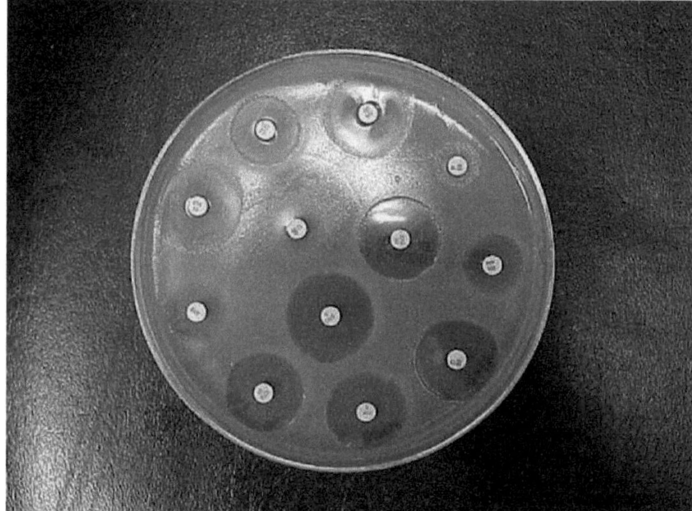

Figura 1: *Exemplo de AST*

Para que um antibiótico seja eficaz, a CIM ou a CBM devem poder ser atingidas no local da infeção. A absorção farmacológica e a distribuição do antibiótico influenciarão a dose, a via e a frequência de administração do antibiótico, de modo a obter uma dose eficaz no local da infeção. Nos laboratórios de microbiologia, é mais comum testar a suscetibilidade aos antibióticos utilizando o teste de difusão em disco (ou o teste de antibiótico de Kirby-Bauer[1]). A base do teste utiliza bolachas impregnadas de antibióticos para testar se determinadas bactérias são susceptíveis a antibióticos específicos. Para tal, uma quantidade conhecida de bactérias é cultivada em placas de ágar na presença de pastilhas finas contendo os antibióticos relevantes. Se as bactérias forem susceptíveis a um determinado antibiótico, uma área de clareamento rodeia a pastilha onde as bactérias não são capazes de crescer (chamada zona de inibição).

Neste teste, o isolado bacteriano é inoculado uniformemente na superfície de uma placa de ágar. Aplica-se um disco de filtro impregnado com uma quantidade padrão de um antibiótico à superfície da placa e deixa-se que o antibiótico se difunda no meio adjacente. O resultado é um gradiente de antibiótico que envolve o disco. Após a incubação, surge um denominado "relvado bacteriano" na placa . Podem existir zonas de inibição do crescimento bacteriano à volta do disco de antibiótico. O tamanho da zona de inibição depende da taxa de difusão do antibiótico, do grau de sensibilidade do microrganismo e da taxa de crescimento da bactéria. A zona de inibição no teste de difusão em disco está inversamente relacionada com a CIM.

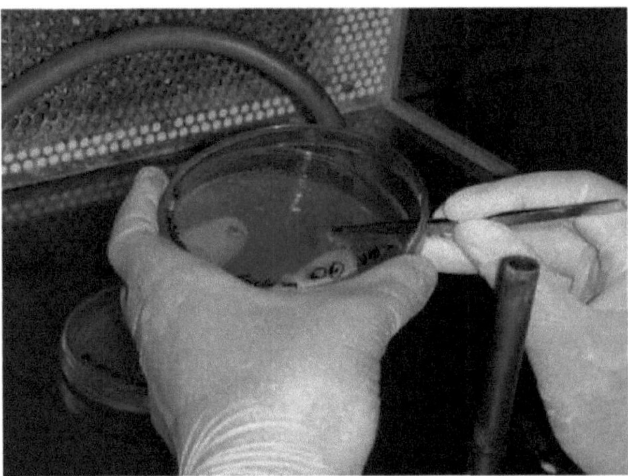

Figura 2: *Colocação do disco de antibiótico em placas de ágar semeadas com suspensão bacteriana*

O teste é efectuado em condições normalizadas e foram estabelecidas zonas de inibição padrão para cada antibiótico. Se a zona de inibição for igual ou superior ao padrão, o organismo é considerado sensível ao antibiótico. Se a zona de inibição for inferior à norma, o organismo é considerado resistente.

Embora a eficácia dos antibióticos continue a ser geralmente medida pela concentração

[1] Desenvolvido pelos Drs. Kirby, Bauer e Sherris

inibitória mínima e pela concentração bactericida mínima, como indicadores da potência antimicrobiana, nos últimos anos a eficácia dos antibióticos é mais frequentemente examinada através da utilização de técnicas mais sofisticadas de caraterização farmacocinética, em que vários parâmetros farmacológicos são combinados para atuar como marcadores significativos da eficácia do medicamento.

3.2. Teste de eficácia antimicrobiana (AET)

O principal teste em microbiologia para examinar a eficácia dos conservantes em produtos farmacêuticos é o Teste de Eficácia Antimicrobiana (AET) (por vezes referido como Teste de Eficácia Conservante, PET). Este teste está bem definido nas farmacopeias (como o capítulo <51> da USP). Com o teste, um produto é inoculado com uma quantidade controlada de microorganismos específicos. O teste compara então o nível de microrganismos encontrados numa amostra de controlo versus a amostra de teste durante um período de vinte e oito dias.

O Teste de Eficácia Antimicrobiana (AET) é um tipo de teste de suspensão para a morte microbiana. Com o teste, um inóculo controlado do(s) organismo(s) de desafio é colocado em suspensão com a amostra a ser testada e, em seguida, o número de sobreviventes é determinado em diferentes pontos de tempo. Esta conceção permite comparar a atividade biológica de um vasto leque de sistemas de conservação de forma controlada.

Para efeitos de ensaio, a USP dividiu os produtos de ensaio em quatro categorias diferentes:

- Categoria 1 - Injecções, outros produtos parenterais, incluindo emulsões, produtos óticos, produtos nasais estéreis fabricados com bases aquosas.
- Categoria 2 - Produtos de uso tópico fabricados com bases aquosas, produtos nasais não esterilizados e emulsões, incluindo os aplicados nas membranas mucosas.
- Categoria 3 - Produtos orais, exceto antiácidos, fabricados com bases aquosas.
- Categoria 4 - Antiácidos de base aquosa.

O teste AET consiste em testar uma preparação farmacêutica, sempre que possível no seu recipiente final, com um inóculo prescrito de microrganismos adequados, armazenando a preparação inoculada a uma temperatura prescrita, retirando amostras do recipiente a intervalos de tempo especificados (normalmente até vinte e oito dias[2]) e contando os microrganismos na amostra retirada (o que envolve múltiplas diluições em série e contagem em placas). Deve ter-se em atenção a quantidade de produto necessária para o teste.

É habitual que os meios de cultura utilizados (frequentemente o Soya-bean Caesin Digest Medium (equivalente ao ágar triptona de soja) e o Saboaurd Dextrose Agar descritos na USP, embora, mediante justificação, se utilize por vezes caldo nutritivo ou ágar nutritivo) tenham um neutralizador adequado para superar as propriedades inibidoras do conservante (e que os meios sejam sujeitos a testes de promoção do crescimento antes da utilização).

---

[2] Isto pode durar até sete semanas, dependendo da aplicação do produto, embora um teste de vinte e oito dias seja a norma.

A neutralização é um ponto importante a considerar. O teste de eficácia antimicrobiana foi concebido para ser um teste da atividade biocida de uma formulação preservada. Por conseguinte, é importante recuperar as células viáveis que permanecem em suspensão. O conservante residual no ágar de recuperação pode deprimir artificialmente a recuperação de células viáveis, pelo que é importante neutralizar esta atividade residual para obter contagens exactas de sobreviventes. Os métodos comuns de inibição do biocida residual incluem a diluição ou a neutralização química do biocida. A diluição é útil para os biocidas com um grande expoente de concentração e pouca propensão para se ligarem à célula. Uma variação da diluição é a filtração da suspensão para remover o biocida. Se for utilizado um neutralizador químico, devem ser efectuados testes para demonstrar que o neutralizador não é tóxico para os microrganismos utilizados no estudo.

Antes de testar um produto pela primeira vez, é necessário efetuar uma validação. A validação é necessária para mostrar que os microrganismos são capazes de resistir à formulação. Normalmente, a validação é realizada em três estudos independentes, em que cada um dos estudos recupera não menos de 70% do inóculo de crescimento em relação ao controlo (a recuperação de 70% está de acordo com a orientação de validação microbiológica do capítulo USP <1227>). Deve ser considerada a revalidação do produto caso ocorra uma alteração da formulação, ou se o processo de fabrico tiver sido alterado, ou possivelmente quando ocorrerem alterações na embalagem.

Embora o conjunto de microrganismos a testar varie em função do fármaco examinado, um conjunto típico de microrganismos indicadores incluiria o seguinte

- Escherichia coli (ATCC 8739)
- Pseudomonas aeruginosa (ATCC 9027)
- Staphylococcus aureus (ATCC 6538)
- Candida albicans (ATCC 10231)
- Aspergillus brasiliensis (anteriormente Aspergillus niger) (ATCC 16404)

Alguns laboratórios optam por adicionar um bastonete Gram-positivo, como o Bacillus subtilis, e alguns laboratórios incluíram isolados do ambiente de fabrico no conjunto de testes. Cada um dos microrganismos de teste é testado separadamente. Alguns laboratórios optam por utilizar um cocktail de microrganismos diferentes como uma cultura mista para testar o conservante no produto, embora tal não se insira no âmbito da USP. A utilização de desafios separados é mais comum e cumpre os requisitos da USP.

Os microrganismos testados são colhidos por centrifugação ou por lavagem do crescimento superficial do meio sólido para um recipiente estéril. As concentrações dos microrganismos testados são padronizadas através da ressuspensão dos microrganismos colhidos em solução salina estéril, de modo a obter uma concentração de aproximadamente 1 X 108 ufc/ml.

Para efetuar o teste, é distribuído um volume suficiente de produto de teste (normalmente 10 - 20 ml) por 5 recipientes separados e cada recipiente é inoculado com um microrganismo de teste distinto (conforme listado acima). O nível de desafio é tipicamente de 100.000 a 1.000.000 unidades formadoras de colónias (ufc) por ml (produzido a partir de um incoulum de 0,1 ml) para os produtos listados nas categorias um a três acima; para os produtos da categoria quatro, o incoulum é menor, entre 1.000 e 10.000 ufc / ml.

Após o "desafio", os recipientes inoculados são incubados a 20-25oC durante o período de avaliação. Em vários intervalos, dependendo da categoria, embora tipicamente aos sete, catorze e vinte e oito dias, o produto é testado para determinar a capacidade do produto para controlar a reprodução ou destruir os microrganismos. Em cada um dos períodos de teste exigidos, os recipientes são removidos e testados utilizando o método da placa de vazamento.

É avaliada uma redução logarítmica (log10), em cada intervalo de tempo de teste, para cada um dos microrganismos de desafio. Por definição do teste, qualquer crescimento acima da quantidade atribuída para qualquer um dos microrganismos indicados torna o conservante do produto não eficaz. As propriedades conservantes da preparação são adequadas se, nas condições do teste, se registar uma diminuição significativa, ou nenhum aumento, conforme o caso, do número de microrganismos nas preparações inoculadas após o tempo e as temperaturas prescritos. Os critérios de aceitação em termos de diminuição do número de microrganismos ao longo do tempo variam para diferentes tipos de preparações, de acordo com o grau de proteção pretendido. Normalmente, um teste bem sucedido requer uma redução de 1 a 3 log nas bactérias em relação ao nível inicial, que deve ocorrer numa a duas semanas, sem qualquer outro aumento de bactérias após duas semanas. Para as leveduras e os fungos, não é permitido qualquer aumento do nível de inóculo inicial (os critérios de aceitação da eficácia antimicrobiana são descritos em pormenor na USP <51>).

Um exemplo de alguns resultados de ensaios típicos é apresentado no Quadro 1 infra:

Quadro 1: *Exemplo de dados de uma AET*

Micro-organism	Initial inoculums (cfu/g)	CFU / g at 14 days	CFU / gram at 28 days	Log reduction at 14 days	Log reduction at 28 days
A. niger	4.8 x 105	<10	<10	4.7	4.7
C. albicans	3.2 x 105	<10	<10	4.5	4.5
E. coli	1.2 x 105	<10	<10	5.0	5.0
P. aeruginosa	6.7 x 105	<10	<10	4.8	4.8
S. aureus	7.3 x 105	<10	<10	4.9	4.9

O AET é relativamente simples, embora o teste de produtos líquidos seja mais simples. Para testar produtos sólidos ou cremes, o material precisa de ser aquecido (as pomadas, por exemplo, são normalmente aquecidas a 45oC e depois inoculadas). O teste de géis é mais complexo. Uma técnica que pode ser utilizada envolve a mistura do gel com uma pipeta antes da inoculação. No caso dos cremes, há que ter cuidado porque as suspensões microbianas não são muitas vezes miscíveis com o próprio creme, pelo que é necessária uma mistura minuciosa e cuidadosa. Em alternativa, os produtos podem ser diluídos, embora se deva ter cuidado ao interpretar os resultados, de modo a ter em conta o efeito da diluição. Os diluentes mais comuns são a solução salina tamponada e o isopropilimirisato.

As vantagens do teste são a estipulação farmacopeica para a concentração inicial do inóculo alvo, o que permite uma comparação bastante reprodutível de produtos que se enquadram na mesma categoria de produtos. Além disso, o teste envolve desafiar cada produto com uma variedade de microrganismos. Esta gama representa um amplo espetro de contaminantes de fabrico, nosocomiais e "domésticos", incluindo bactérias Gram-negativas e Gram-positivas e fungos comuns. Por último, o teste contribui de alguma forma para a proteção dos doentes, na medida em que a concentração inicial do inóculo é relativamente elevada, proporcionando assim um desafio antimicrobiano crítico antes de o produto chegar às prateleiras.

Serão necessárias diferentes variações da técnica para produtos sólidos, aerossóis e preparações oleosas. As tecnologias rápidas são agora mais comuns para examinar o APET e permitem uma contagem mais exacta do tempo de redução decimal de uma determinada população microbiana.

Se ocorrerem falhas no teste, as áreas a investigar incluem e os possíveis resultados são:

- Erro de laboratório (teste inválido)
- Variação do ensaio
- Produto defeituoso
- Causas inconclusivas

É importante uma investigação minuciosa porque o teste de eficácia antimicrobiana é um ensaio da atividade biológica do sistema conservante da formulação do produto e, por conseguinte, algo de importante tanto para o produto como para o doente.

4. Conclusão

Este capítulo examinou a definição alargada de antimicrobianos, incluindo antibióticos, (analisando brevemente a sua produção) e conservantes (incluindo os diferentes tipos de conservantes e o Teste de Eficiência Antimicrobiana). Em termos de tratamento de infecções bacterianas, os antimicrobianos representam algumas das substâncias mais importantes encontradas na indústria farmacêutica e a compreensão dos seus mecanismos e aplicação continua a ser de grande importância para o microbiologista. Para esse conhecimento, são necessários métodos laboratoriais robustos.

Referências

1. Block, S. *Disinfection, Sterilisation and Preservation,* 3ª ed., Lea and Febiger, Filadélfia, 1977.
2. Gilbert, P.; Allison, D. *Preservation of Pharmaceutical Products,* Encyclopaedia of Pharmaceutical Technology, Informa Healthcare, 2006.
3. Kronvall, G. "Analysis of a single reference strain for determination of gentamicin regression line constants and inhibition zone diameter breakpoints in quality control of disk diffusion antibiotic susceptibility testing", In: *Journal of Clinical Microbiologyn,* 16 (5), 1982, pp.784-793.

4. Madigan, M.; Martinko, J.; Parker, J.: Brock Biology of Microorganisms, oitava edição, Prentice Hall, 1997, pp.408 - 409.
5. McDonnell, G.; Russell, A. "Antiseptics and Disinfectants: Activity, Action and Resistance", In: *Clinical Microbiology Reviews,* 12(1), 1999, pp. 147-179.
6. O'Leary, W.M. *Practical Handbook of Microbiology,* 1977, 2ª ed., CRC Press, Florida, EUA.
7. Sutton, S. "Preservative Efficacy Testing and Microbial Content Testing" (Teste de eficácia de conservantes e teste de conteúdo microbiano). In: *Cosmetic Microbiology*, 2ª edição, P. Geiss (ed.) Marcel Dekker, Inc., NY, 2006, pp. 111-145.
8. Virella, G. *Microbiology and Infectious Diseases,* 3rd ed. National Medical Series for Independent Study. Williams & Wilkins Co, Baltimore, Md., 1997, pp 575.
9. Wanger, A. "Disk Diffusion Test and Gradient Methodologies" (Teste de difusão em disco e metodologias de gradiente), In: *Antimicrobial Susceptibility Testing Protocols*, CRC Press, 2007, pp 53-73.

ASSOCIAÇÃO DO COMPLEXO CLONAL MRSA E DA VARIANTE DO GENE MECA

Dmitriy BABENKO

Universidade Estatal de Medicina de Karaganda

Resumo: A presente informação apresenta resultados de estudos modernos sobre Staphylococcus aureus MRSA, uma bactéria implicada em infecções hospitalares. Sabendo da importância do Staphylococcus aureus MRSA nas infecções nosocomiais, o objetivo do presente estudo é determinar o tipo de sequência MLST e a presença do gene mecA utilizando o genoma do Staphylococcus aureus e verificar a associação entre o complexo clonal e a variante do gene mecA. Atualmente, é bem conhecido que os agentes nosocomiais têm causado muitos casos de doença e morte em doentes hospitalizados. Historicamente, os estafilococos têm estado implicados nas infecções nosocomiais. Neste contexto, sabe-se também que as unidades de cuidados intensivos são os epicentros da resistência aos antibióticos. Atualmente, as técnicas de diagnóstico rápido são eficazes para identificar precocemente os doentes com MRSA.

Palavras-chave: Staphylococcus aureus, MRSA, Complexo clonal, gene mecA

1. Introdução

O Staphylococcus aureus é reconhecido como a principal causa de infecções nosocomiais e é responsável por uma vasta gama de infecções hospitalares [5]. [5] O aparecimento e a disseminação a nível mundial de estirpes resistentes à meticilina (MRSA) aumentou ainda mais a preocupação com a saúde pública. [Por conseguinte, a tipagem de MRSA é uma ferramenta importante para apoiar as medidas de controlo das infecções.

As bactérias multirresistentes, como o Staphylococcus aureus resistente à meticilina (MRSA), são endémicas em ambientes de cuidados de saúde em países de todo o mundo. [1] O Staphylococcus aureus resistente à meticilina (MRSA) é um agente patogénico nosocomial comum desde a década de 1960 e tornou-se um problema importante nos hospitais. Assim, o Staphylococcus aureus resistente à meticilina (MRSA) é prevalente em hospitais de diferentes países. [2]

Os cientistas e as pessoas especializadas na monitorização de doenças vêem cada vez mais o MRSA e as taxas de infecções por MRSA como indicadores da qualidade de vida dos doentes[6]. [6] Neste contexto, as medidas de controlo destinadas a reduzir a propagação do MRSA nos hospitais e nas comunidades incluem a educação dos profissionais de saúde, com a adesão dos doentes ao tratamento. [4]

2. Material e métodos

O objetivo deste estudo foi determinar o tipo de sequência MLST e a presença do gene mecA utilizando o genoma de Staphylococcus aureus e verificar a associação entre o complexo clonal e a variante do gene mecA. Foram utilizados 4832 genomas de Staphylococcus aureus para determinar o tipo de MLST e a presença de um determinado gene mecA (existem 15 sequências do gene mecA no GenBank) utilizando o software Microbial in silico typer (MIST). Os dados relativos à data e à localização geográfica das estirpes de Staphylococcus aureus foram obtidos a partir da base de dados PATRIC (https://www.patricbrc.org/). Os complexos clonais (CC) com 6 loci idênticos em 7 foram atribuídos com base no algoritmo goeBURST e visualizados com o algoritmo Minimum spanning tree (MST).

3. Resultados

Em 98,3% dos casos, o tipo MLST foi determinado utilizando sequências do genoma completo de *Staphylococcus aureus*. Com base nos dados MLST e utilizando a regra de formação de complexos clonais, existiam 12 CC com 4727 amostras. A pesquisa por blastos de diferentes sequências do gene mecA nos genomas de *Staphylococcus aureus* detectou em 79,4% de todos os isolados quatro variantes do gene mecA. Os dados relativos aos países de isolamento indicaram uma disseminação global do MRSA (Figura 1). A Figura 2 apresenta os complexos clonais e a época de recolha das estirpes de *Staphylococcus aureus*.

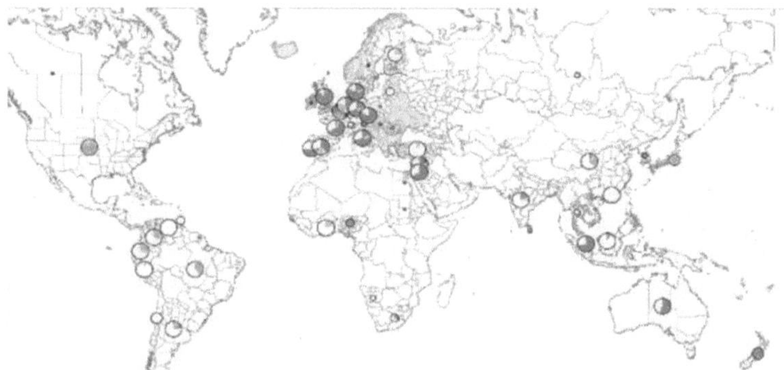

Figura 1: *Distribuição global de MRSA portadores de diferentes sequências do gene mecA. (Vermelho - mecA_10_AB512767; amarelo - mecA_14_AB505630; verde - mecA_15_AB505628; azul - mecA_4_AB033763)*

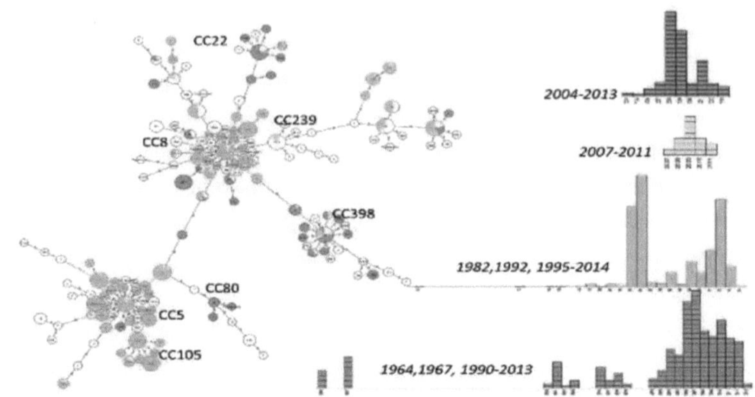

Figura 2: *Complexos clonais e curva Epi com base na data de isolamento de MRSA. (Vermelho - mecA_10_AB512767; amarelo - mecA_14_AB505630; verde - mecA_15_AB505628; azul - mecA_4_AB033763)*

4. Conclusões

Os complexos clonais de *S.aureus* resistentes à meticilina isolados durante anos e mesmo durante décadas, com distribuição mundial, demonstraram a prevalência de determinadas variantes do gene mecA no complexo clonal.

Referências

1. Henderson DK. "Gestão de estafilococos resistentes à meticilina: um paradigma para a prevenção da transmissão nosocomial de organismos resistentes". In: *American Journal of Infection Control,* 2006, 34(5): S46-S54.
2. Humphreys H. "Can we do better in controlling and preventing methicillin- resistant Staphylococcus aureus (MRSA) in the intensive care unit (ICU)?". In: *Jornal Europeu de Microbiologia Clínica,* 2008, 27(6), 409-413.
3. Melles, D. C.; R. F. J. Gorkink; H. A. M. Boelens, et al. " Natural population dynamics and expansion of pathogenic clones of Staphylococcus aureus". In: *Journal of Clinical Investigation,* 2004, 114(2), pp.1732-1740.
4. Tacconelli E, "Methicillin-resistant Staphylococcus aureus: source control and surveillance organization", In: *Microbiologia Clínica e Infeção,* 2009, 15(s7), pp. 31-38.
5. Wernitz, M. H.; S. Swidsinski, K.; Weist, D; et al. "Effectiveness of a hospital-wide selective screening programme for methicillin-resistant Staphylococcus", In: *Microbiologia clínica e infeção*, 2005, 11(6), pp. 457-465.
6. Zakharova Ye. A.; Chesca Antonella; Azizov I. S. "A sensibilidade dos agentes patogénicos das infecções do trato urinário adquiridas na comunidade em Karaganda", In: *Anais da Sociedade Romena de Biologia Celular*, 2013, 18(2), pp 52.

MÉTODO MODERNO DE AVALIAÇÃO DE ANTIBIOGRAMAS

David SILHA

Lucie SILHOVA

Departamento de Ciências Biológicas e Bioquímicas, Faculdade de Tecnologia Química, Universidade de Pardubice, República Checa

Resumo: Este capítulo centra-se nas técnicas de avaliação das propriedades antimicrobianas dos antibióticos para Arcobacter spp. Estas bactérias podem causar muitas doenças. Existem vários métodos de avaliação das propriedades antimicrobianas dos antibióticos - por exemplo, ensaio de difusão em disco de ágar, difusão em poço de ágar ou ensaio de diluição em ágar, etc. Neste estudo são apresentados alguns resultados obtidos utilizando o método de difusão em disco de ágar. A avaliação dos antibiogramas foi efectuada utilizando o moderno sistema BACMED® 6iG2 que avalia as zonas de inibição.

Palavras chave: arcobactérias, antibiogramas, antibióticos, resistência.

1. Introdução - *Arcobacter* spp.

O primeiro isolamento de uma espécie de *Arcobacter* foi efectuado a partir de fetos de bovinos no final da década de 1970. Foi identificada como uma *Campylobacter* sp. aerotolerante *(Campylobacter cryaerophila)* devido à sua composição de bases de ADN e morfologia geral, diferindo de outras *Campylobacter* spp. devido à sua aerotolerância e à sua capacidade de crescer a temperaturas até 15 °C. Bactérias semelhantes foram rapidamente isoladas de fontes como fetos abortados de bovinos e suínos, leite de vaca e lavagens da bainha prepucial de bovinos. Após um estudo taxonómico exaustivo, o nome *Arcobacter* foi proposto em 1991 para este grupo, como um segundo género na família *Campylobacteraceae.* 1, 36] Nos últimos anos, várias espécies novas foram classificadas neste género, que inclui atualmente 21 espécies[36]. Muitas destas espécies foram isoladas especialmente de aves de capoeira, carne, fezes e fetos de bovinos abortados [33]. [33]

Tal como *as Campylobacter* spp., *as Arcobacter* spp. são bastonetes gram-negativos, ligeiramente curvos, em forma de S ou helicoidais, com 0,2-0,9 mm de largura e 1-3 mm de comprimento. A motilidade caraterística, em forma de saca-rolhas ou de dardos, é proporcionada por um único flagelo polar não embainhado. Os Arcobacters produzem colónias esbranquiçadas ou acinzentadas, arredondadas e lisas, que variam em tamanho, dependendo da espécie. Produzem oxidase e catalase e algumas estirpes são a-hemolíticas. Podem multiplicar-se a 15 e a 37 °C, mas muitas são incapazes de se multiplicar a 41,5 °C. As condições ideais para as arcobactérias são a presença de oxigénio em condições microaeróbias e uma temperatura de 15-30 °C, embora *a Arcobacter skirrowii* cresça melhor quando o hidrogénio também está presente. Não são capazes de fermentar hidratos de carbono, mas utilizam ácidos orgânicos e aminoácidos como fontes de carbono. As suas caraterísticas distintivas mais importantes em comparação com *Campylobacter* spp. são a sua capacidade de crescer no ar a 30 °C e o seu crescimento a temperaturas até 15 °C. [1,32]

Várias destas espécies têm sido associadas a doenças nos seres humanos e nos animais, como a gastroenterite, a mastite, a bacteriemia, as perturbações reprodutivas nos animais de criação e o aborto[36]. [36] *O Arcobacter butzleri* é a espécie mais frequentemente registada como causa de gastroenterite e bacteriemia em seres humanos, sendo *o Arcobacter cryaerophilus* e *o Arcobacter skirrowii* menos frequentes. A diarreia é o sintoma mais comum registado. Foram detectados sobretudo como causa de diarreia em crianças subnutridas nos países em desenvolvimento. Embora *o Arcobacter* spp. e *o Campylobacter jejuni* causem diarreia com sintomas semelhantes, as infecções por *Arcobacter butzleri* estão mais frequentemente associadas a uma diarreia persistente e aquosa, enquanto *o Campylobacter jejuni* causa mais frequentemente diarreia com sangue. As infecções *por Arcobacter butzleri* também estão associadas a dores abdominais com e sem diarreia, náuseas e vómitos, ou febre. No entanto, alguns doentes podem permanecer assintomáticos. *O Arcobacter skirrowii* tem sido implicado como causa de diarreia crónica. [1]

2. Antibióticos e resistência aos antibióticos

Os antimicrobianos são amplamente utilizados na medicina humana, na produção agrícola e na transformação de alimentos e têm sido essenciais para garantir a saúde humana e animal, bem como a segurança do nosso abastecimento alimentar. Infelizmente, a resistência dos micróbios (tanto comensais como patogénicos) aos agentes antimicrobianos habitualmente utilizados está a aumentar à escala mundial. [5]

2.1. Caraterísticas dos antibióticos

Os antibióticos são medicamentos utilizados para tratar infecções causadas por bactérias e outros organismos. Dependendo do modo de ação, os antibióticos podem ser classificados em agentes bactericidas (os antibióticos bactericidas matam o micróbio bacteriano) e bacteriostáticos (os antibióticos bacteriostáticos impedem o crescimento bacteriano). Os antibióticos bactericidas visam normalmente estruturas e actividades celulares fundamentais, como a biossíntese da parede celular (antibióticos P-lactâmicos) e do ADN (fluoroquinolonas), ao passo que os antibióticos bacteriostáticos interferem normalmente com a síntese proteica, inibindo a proliferação das células bacterianas. Os três tipos de antibióticos bactericidas normalmente utilizados incluem os membros da família dos antibióticos P-lactâmicos, os aminoglicosídeos e as quinolonas, enquanto os macrólidos, a telitromicina, as sulfonamidas e a tetraciclina são antibióticos bacteriostáticos. [34]

A gama de bactérias ou outros microrganismos que são afectados por um determinado antibiótico é expressa como o seu espetro de ação. Os antibióticos eficazes contra procariotas que matam ou inibem uma vasta gama de bactérias gram-positivas e gram-negativas são considerados de largo espetro. Se forem eficazes principalmente contra bactérias gram-positivas ou gram-negativas, são de espetro estreito. Se forem eficazes contra um único organismo ou doença, são designados por espetro limitado. [29]

Os antibióticos são os compostos bioactivos e quimioterapêuticos mais importantes produzidos por síntese microbiológica. Incluem também compostos antimicrobianos presentes em plantas superiores e animais. Provaram a sua importância em vários domínios, como a química medicinal, a agricultura e a indústria alimentar. [14]

Até à data, foram descobertos cerca de 40 000 antibióticos e cerca de 80 deles estão a ser utilizados para fins terapêuticos. São isolados principalmente a partir de produtos metabólicos de células vivas. As estruturas dos antibióticos variam muito, pelo que foram classificados em vários grupos. No entanto, os membros de cada grupo assemelham-se uns aos outros. [14]

Estas são as principais classes de antibióticos:

Antibióticos [-lactâmicos - Os antibióticos P-lactâmicos são os mais utilizados na terapêutica clínica das infecções. Os antibióticos P-lactâmicos referem-se a agentes antibióticos que contêm um P-lactâmico na estrutura molecular e, por vezes, aos que são inibidores da P-lactamase (embora não sejam verdadeiros antibióticos). Os antibióticos P-lactâmicos são bactericidas, interferindo com a biossíntese da camada de peptidoglicano nas paredes celulares bacterianas através do bloqueio irreversível das proteínas de ligação à penicilina, incluindo as carboxipeptidases, endopeptidases e transpeptidases. Quatro grandes classes de antibióticos e seus derivados pertencem à categoria dos antibióticos β-lactâmicos, incluindo a penicilina, as cefalosporinas, os carbapenemes e os monobactâmicos. Com base nas suas actividades antimicrobianas e espectros antibacterianos, podem ainda ser divididos em diferentes grupos. [5] A penicilina foi o primeiro metabolito microbiano a distinguir entre a toxicidade para a célula bacteriana e a toxicidade para o hospedeiro mamífero, permitindo a sua utilização no tratamento sistémico de infecções causadas por organismos gram-positivos e gram-negativos em seres humanos. Assim, o metabolismo das células hospedeiras não é afetado e as penicilinas são consideradas como uma das classes de antibióticos mais seguras e eficazes utilizadas no tratamento de infecções bacterianas. As cefalosporinas são antibióticos β -lactâmicos, com os mesmos requisitos estruturais fundamentais que a penicilina. As cefalosporinas são utilizadas para o tratamento de infecções causadas pela maioria das bactérias gram-positivas e gram-negativas, especialmente *Escherichia coli, Proteus mirabilis* e *Klebsiella.* [10,14,16]

Aminoglicosídeos - Os aminoglicosídeos são um tipo de antibiótico bactericida. A sua estrutura principal inclui um anel de aminociclitol, com diferentes ligações glicosídicas e cadeias laterais que diferenciam os membros desta família. Os membros representativos do grupo dos aminoglicosídeos incluem a gentamicina, a canamicina, a neomicina e a estreptomicina[5]. [5] São utilizados principalmente para combater infecções causadas por bactérias gram-negativas. Inibem a síntese proteica do microrganismo, resultando numa ação bactericida rápida dependente da concentração. [14]

Tetraciclinas - Estes eram os antibióticos mais comuns quando foram inicialmente reconhecidos na década de 1940. [14] As tetraciclinas são antibióticos policetídeos de largo espetro produzidos pela bactéria *Streptomyces.* A tetraciclina é um grupo extremamente importante de antibióticos com um amplo espetro de atividade contra bactérias gram-positivas e gram-negativas, alguns grandes vírus, rickettsias, espiroquetas e micoplasmas[14]. [As tetraciclinas são utilizadas principalmente para tratar infecções do trato respiratório causadas *por Hemophilus influenzae, Streptococcus pneumoniae* ou *Mycoplasma pneumoniae,* dos seios nasais, do ouvido médio, do trato urinário, dos intestinos e da gonorreia. Atualmente, é utilizada em seres humanos sobretudo para tratar o acne e outras doenças de pele, como a rosácea. É também utilizada para tratar a febre maculosa das Montanhas Rochosas, o tifo, os cancróides, a cólera, a brucelose, o carbúnculo e a sífilis. Funcionam ligando-se à subunidade 30s do ribossoma, o que resulta na inibição da síntese da proteína bacteriana. Alguns dos antibióticos tetraciclina comuns incluem a tetraciclina, a clortetraciclina, a oxitetraciclina, a doxiciclina e a minociclina. Do ponto de vista químico, as tetraciclinas contêm um esqueleto de anel octa-hidronaftacénico, constituído por quatro anéis fundidos. Para além das tetraciclinas naturais isoladas de várias estirpes de streptomyces, foram preparados muitos derivados através da sua conversão química. [4,14]

Macrólidos - Os macrólidos têm um anel de lactona macrocíclico, normalmente com 14, 15 ou 16 membros, ao qual estão ligados dois ou mais grupos de açúcar. São essencialmente bacteriostáticos e são especificamente eficazes contra bactérias gram-positivas e *Mycoplasma* e têm uma boa atividade contra bactérias anaeróbias[4]. Estes agentes são geralmente utilizados para tratar infecções do trato respiratório, do trato gastrointestinal, da pele e dos tecidos moles e do trato genital causadas por organismos gram-positivos, espécies de micoplasma e certas bactérias gram-negativas e anaeróbias susceptíveis[14]. [Funciona através da ligação à subunidade 50s do ribossoma, inibindo a síntese proteica bacteriana. Os antibióticos macrólidos comuns incluem a eritromicina, a tilosina, a espiramicina e a roxitromicina [4]. [A maioria deles é derivada de várias estirpes de estreptomicetos e serve como alternativa para os doentes que apresentam sensibilidade à penicilina. [14]

Quinolonas - As quinolonas são bactericidas, uma vez que inibem a síntese de ADN nas células bacterianas, ligando-se à ADN girase e à ADN topoisomerase, ambas envolvidas nos sistemas de replicação, transcrição e reparação do ADN. A ciprofloxacina, a gemifloxacina, a moxifloxacina e a trovafloxacina são exemplos de antibióticos do grupo das quinolonas [5]. [Inicialmente, estes compostos eram aplicados no tratamento de infecções do trato urinário, mas atualmente têm um amplo espetro de atividade no tratamento de doenças humanas e veterinárias. Fazem-no interferindo com a replicação do ADN bacteriano. [14]

2.2. Resistência aos antibióticos

O termo *"resistência antimicrobiana",* em sentido lato, descreve a diminuição da suscetibilidade de uma multiplicidade de micróbios a um largo espetro de agentes únicos ou múltiplos, com a capacidade temporária ou permanente de um organismo e da sua descendência se manterem viáveis e/ou se multiplicarem em condições que destruiriam ou inibiriam outros membros da estirpe. [5]

A emergência generalizada de resistência aos antibióticos, em particular de resistência a múltiplos medicamentos, entre os agentes patogénicos bacterianos tornou-se um dos mais sérios desafios na terapia clínica. Por conseguinte, é necessária uma utilização prudente dos antibióticos. [2,19]

A resistência pode ser natural ou adquirida. A resistência adquirida é devida à transferência de material genético extracromossómico e é muito importante. As mutações que resultam em resistência aos antibióticos são acontecimentos espontâneos que envolvem alterações nas sequências de nucleótidos cromossómicos. Os plasmídeos R (factores R) são as substâncias extracromossómicas responsáveis pela resistência aos antibióticos. Os plasmídeos R possuem regiões com os genes de resistência e a resistência a vários antibióticos diferentes pode ser mediada pelo mesmo fator R, o que é conhecido como resistência múltipla aos antibióticos. A prevalência de bactérias resistentes a múltiplos fármacos é, por si só, um problema grave. [2]

Em termos epidemiológicos, os MRM (microrganismos multirresistentes) são definidos como os microrganismos resistentes a uma ou mais classes de antibióticos. Não existe uma definição universalmente aceite de bactérias multirresistentes que possa ser aplicada a todos estes microrganismos; pelo contrário, o conceito tem conotações diferentes consoante o contexto seja clínico, microbiológico ou epidemiológico. De uma perspetiva geral, a definição de multirresistência deve incluir pelo menos duas condições: a existência de resistência a mais de uma família ou grupo de antimicrobianos de uso corrente e a relevância clínica (ou seja, implicar ou potencialmente implicar dificuldades de tratamento) e epidemiológica da resistência (possibilidade de surtos epidémicos, transmissão do mecanismo de resistência, etc.). Aceitando estas condições, o termo *"microrganismo multirresistente"* tem sido utilizado particularmente em referência a bactérias hospitalares clássicas que desenvolveram resistência a uma série de antimicrobianos e que são capazes de causar surtos, tais como *Staphylococcus aureus* resistente à meticilina (MRSA), *Enterococcus* spp. (VRE), enterobactérias produtoras de β-lactamases de espetro alargado (ESBL) e bacilos gram-negativos não fermentadores (GNB), como *Acinetobacter baumannii* ou *Pseudomonas aeruginosa*, resistentes a diferentes grupos de antimicrobianos. Além disso, o termo *"multirresistente"* é também geralmente aplicado a bactérias que são intrínseca ou naturalmente resistentes a múltiplos antimicrobianos, como *Stenotrophomonas maltophilia* ou *Clostridium difficile* .[20]

Verificou-se que muitas estirpes *de Arcobacter* isoladas de seres humanos, carcaças de frango, carne ou do ambiente eram resistentes aos antimicrobianos habitualmente utilizados na medicina humana e veterinária. Em todos os estudos foi observada uma notável multirresistência. Foi encontrada uma elevada resistência contra trimetoprim, trimetoprim-sulfametoxazol e membros dos β-lactâmicos de largo espetro, incluindo cefalosporinas[12]. [12] Foram também encontradas estirpes altamente resistentes contra penicilinas, macrólidos, cloranfenicol, trimetoprim e vancomicina. [Até mesmo contra agentes antimicrobianos utilizados no tratamento de bactérias gram-negativas multirresistentes, como o aztreonam, foi encontrada resistência. Também foi observado um aumento da resistência à eritromicina e à ciprofloxacina [12]. [12] A presença de resistência adquirida à eritromicina e à ciprofloxacina é uma questão preocupante, porque os dois antimicrobianos são geralmente prescritos como medicamentos de primeira linha para o tratamento de infecções por *Campylobacteraceae* em seres humanos. [13]

Kiehlbauch *et al.* [15] estudaram 78 isolados humanos e animais de *Arcobacter butzleri* e *Arcobacter cryaerophilus* relativamente à suscetibilidade a 22 agentes antimicrobianos. A maioria dos isolados era resistente aos macrólidos, incluindo a eritromicina, às cefalosporinas, exceto a cefotaxima, à ampicilina, à ampicilina-sulbactam, à clindamicina, ao cloranfenicol e ao trimetoprim-sulfametoxazol, ao passo que as fluoroquinolonas, os aminoglicosídeos e uma tetraciclina (minociclina) demonstraram maior atividade. Também foi registada resistência às fluoroquinolonas. [15,18]

3. Antibiogramas e sua avaliação

A monitorização das tendências da resistência antimicrobiana é habitualmente efectuada nos estabelecimentos de saúde através de um resumo anual das taxas de suscetibilidade, conhecido como relatório de antibiograma cumulativo. [11]

Existem muitas formas diferentes em microbiologia para detetar o efeito antimicrobiano de substâncias conhecidas e desconhecidas (por exemplo, antibiogramas - ensaio de difusão em disco de ágar, difusão em poço de ágar, ensaio de diluição em ágar). [13]

3.1. Algumas técnicas de avaliação das propriedades antimicrobianas

Ensaio de difusão em disco de ágar - A difusão em disco é uma das abordagens mais antigas do teste de suscetibilidade antimicrobiana (TSA) e continua a ser um dos métodos de TSA mais utilizados nos laboratórios de microbiologia clínica de rotina. Quando realizada de acordo com as recomendações, a difusão em disco é um método reprodutível e exato para o TSA[23]. 23] A difusão em disco é adequada para a identificação de pistas, mas não é eficaz para a quantificação da bioatividade[25,26]. [25,26] O método é versátil, na medida em que é adequado para testar a maioria dos agentes patogénicos bacterianos, incluindo as bactérias fastidiosas mais comuns, quase todos os agentes antimicrobianos podem ser testados e não requer equipamento especial. [23] Estas técnicas de difusão não distinguem geralmente os efeitos bactericidas e bacteriostáticos. A CIM (Concentração Inibitória Mínima) não pode ser determinada e são normalmente utilizadas para o rastreio preliminar, ou seja, como testes qualitativos, uma vez que a quantidade de substância que adere ao disco não é determinada quantitativamente. [17,25,28] A técnica de difusão em disco de ágar só pode ser utilizada para a AST de substâncias puras porque, quando é aplicada a misturas que contêm constituintes que apresentam taxas de difusão diferentes, os resultados podem não ser fiáveis. [25]

Mergulhar uma zaragatoa de algodão estéril na suspensão de inóculo (1-2-108 UFC-mL-1) e remover o excesso de líquido, rodando a zaragatoa contra o interior do tubo, para evitar a sobreinoculação das placas, em especial no caso dos organismos gram-negativos. O inóculo é espalhado uniformemente por toda a superfície da placa de ágar, esfregando em três direcções ou utilizando um rotador automático de placas. Os discos antimicrobianos (6 mm) são aplicados firmemente na superfície do ágar nos 15 minutos seguintes à inoculação das placas. O meio de cultura de eleição é geralmente o Muller-Hinton. [3,21,25,23] As placas de Petri são então incubadas em condições adequadas. As zonas de inibição são então medidas a partir da circunferência dos discos até à circunferência da zona de inibição ou registadas como a diferença de diâmetro entre os discos e as zonas sem crescimento à volta dos discos. [3,21,25,26]

Difusão em poços de ágar - O princípio da difusão em poços de ágar é o mesmo que o do método de difusão em disco de ágar. O inóculo da cultura é espalhado uniformemente na superfície do ágar. Perfuram-se assepticamente poços de 6 a 8 mm no ágar, utilizando uma broca de cortiça esterilizada, deixando uma distância mínima de 30 mm entre os poços adjacentes e a placa de Petri. Introduzem-se então volumes fixos das substâncias em estudo nos alvéolos. As placas de Petri são então incubadas em condições adequadas. [24,25]

Ensaio de diluição em ágar - O ensaio de diluição em ágar é mais versátil do que o ensaio de diluição em caldo e não apresenta os problemas encontrados com este último, ou seja, a solução da amostra, a contaminação e a determinação dos pontos de rutura da CIM. [30] Neste método, prepara-se uma solução-mãe da substância em estudo no seu solvente de extração, esteriliza-se e incorpora-se depois em ágar fundido, arrefecido a 50 °C num banho de água, para obter diferentes concentrações da substância em estudo no ágar. Normalmente, utiliza-se Muller-Hinton, embora alguns autores tenham utilizado ágar nutriente. A preparação do inóculo também varia consoante os autores. [8,25] O EUCAST (Comité Europeu para os Testes de Suscetibilidade Antimicrobiana) [8] recomenda uma densidade de inóculo de cerca de 107 CFU-mL-1. Os microrganismos são semeados em padrões radiais nas placas de ágar e as placas de Petri são depois incubadas em condições adequadas. A CIM é definida como a concentração mais baixa da substância em estudo que inibe o crescimento visível de cada microrganismo na placa de ágar. [25,26]

3.2. Avaliação dos métodos

Dada a diversidade dos métodos utilizados no estudo das substâncias antimicrobianas, a comparação dos resultados obtidos por diferentes laboratórios é muito difícil. Os pontos de rutura para a CIM e a CBM (Concentração Bactericida Mínima) são definidos

Os resultados são definidos de forma diferente pelos investigadores e pelos organismos de normalização. A BSAC (British Society for Antimicrobial Chemotherapy) define a CIM como a concentração mais baixa de antimicrobiano que inibe o crescimento visível de um microrganismo após incubação nocturna e a CBM como a concentração mais baixa de antimicrobiano que impede o crescimento de um microrganismo após subcultura em meios sem antimicrobianos. O EUCAST [7] define a CIM como a concentração mais baixa, expressa em mg-L-1, que, em condições *in vitro* definidas, impede o crescimento de bactérias num período de tempo definido e a CBM como a concentração mais baixa de um agente antimicrobiano, expressa em mg-L-1, que, em condições *in vitro* definidas, reduz em 99,9% (3 logaritmos) o número de organismos num meio contendo um inóculo definido, num período de tempo definido. [7] O NCCLS (National Committee for Clinical Laboratory Science; agora conhecido como Institute of Clinical Laboratory Standards - CLSI) tem diretrizes para a AST que incluem diretrizes para a preparação do inóculo, escolha do meio; condições de incubação e pequenas alterações nestes protocolos podem ter um impacto significativo nos resultados dos testes de suscetibilidade. [25]

Atualmente, é válida a versão 5.0 do EUCAST para os testes de suscetibilidade antimicrobiana. [6]

3.3. Experiências no nosso local de trabalho

Testámos várias estirpes de *Arcobacter* spp. (incluindo estirpes selvagens) a diferentes antibióticos (Ampicilina - AMP; 10 mg, Amoxicilina-Ácido clavulânico - 2:1; AMC; 30 mg, Clindamicina - CLI; 2 mg, Tetraciclina - TET; 30 mg, Eritromicina - ERY; 15 mg e Ciprofloxacina - CIP; 5 mg. As culturas *A. cryaerophilus* CCM 7050 da Coleção Checa de Microrganismos em Brno e isolados de água e géneros alimentícios *(A. butzleri* UPa 2013/30, *A. butzleri* UPa 2013/31, *A. butzleri* UPa 2013/32, *A. butzleri* UPa 2013/33, *A. skirrowii* UPa 2013/34, *A. butzleri* UPa 2013/38, *A. butzleri* UPa 2013/39, *A. butzleri* UPa 2014/50, *A. butzleri* UPa 2014/53, *A. cryaerophilus* UPa 2014/59, *A. cryaerophilus* UPa 2013/17, *A. butzleri* UPa 2014/60 e *A. butzleri* UPa 2013/11) e isolado clínico (*A. butzleri* *LH 3 (hospital de Litomysl, República Checa). A abreviatura *"UPa"* representa isolados da nossa coleção de microrganismos, Universidade de Pardubice, República Checa. Todas as culturas foram cultivadas em ágar Mueller-Hinton com sangue de cavalo (Himedia, Mumbai, Índia) em condições aeróbias durante 48 horas a 30 °C.

As experiências foram realizadas através de um método de difusão em disco. [37] As suspensões bacterianas foram preparadas a uma densidade de ~1.108 CFU.mL-1 em solução fisiológica. A suspensão preparada foi aplicada na superfície do meio de ágar (ágar M-H com adição de sangue de cavalo) num volume de 2 ml e permitiu-se a sedimentação das células na superfície do ágar durante 15 minutos sob agitação contínua. O excedente da suspensão foi removido com uma pipeta após 15 minutos. Após a inoculação, os discos de antibiótico (6 unidades) foram aplicados no meio de ágar inoculado. O cultivo foi efectuado a 30 °C durante, pelo menos, 48 h. Após o cultivo, os antibiogramas foram avaliados utilizando o BACMED 6iG2 (Aspiag, Litomysl, República Checa), que é um sistema automatizado para avaliação de zonas de inibição. De acordo com este sistema, cada estirpe foi marcada como sensível, intermédia ou resistente ao antibiótico adequado - de acordo com os requisitos do EUCAST ou do CLSI.

A literatura e os regulamentos não incluem pontos de paragem de antibióticos para *Arcobacter* spp. A este respeito, os critérios foram adoptados a partir dos pontos de paragem no caso de *Campylobacter* spp. O género *Arcobacter* foi criado há cerca de 25 anos. 25 anos, no entanto, não são conhecidos os pontos de rutura exactos para estas bactérias. No entanto, vários estudos dizem respeito à avaliação de antibióticos no caso de *Arcobacter*, especialmente no caso de isolados clínicos. [13,22,35]

O Quadro 1 resume os resultados dos nossos estudos preliminares. Todas as estirpes testadas eram resistentes à clindamicina (100,0%). A resistência elevada semelhante foi observada no caso da ampicilina, apenas duas estirpes foram sensíveis a este antibiótico (concretamente *A. butzleri* UPa 2014/53 e *A. butzleri* *LH3). A Figura 1 representa a máquina automatizada BACMED 6iG2 e um exemplo do antibiograma resultante.

Está descrita uma elevada resistência do *A. butzleri* a vários antibióticos (por exemplo, clindamicina, azitromicina, ciprofloxacina, metronidazol, carbenicilina e cefoperazona). No entanto, os resultados de muitos estudos são difíceis de comparar devido aos vários métodos e procedimentos utilizados. [13,27,31,34]

Quadro 1: *Sensibilidade/resistência de isolados de Arcobacter a antibióticos selecionados (os valores reflectem o diâmetro da zona de inibição em mm, n=2).*

	AMP [10 mg]		**AMC [30 mg]**		**CLI [2 mg]**		**TET [30 mg]**		**ERY [15 mg]**		**CIP [2 mg]**	
A. cryaerophilus CCM 7050	12,7	**R**	25,13	**S**	6,3	**R**	17,48	**S**	18,26	**S**	25,91	**S**
A. butzleri UPa 2013/30	15,91	**R**	26,7	**S**	13,67	**R**	30,33	**S**	23,67	**S**	39,48	**S**
A. butzleri UPa 2013/31	6,3	**R**	6,3	**R**	6,3	**R**	28,67	**R**	17,91	**R**	35,13	**S**
A. butzleri UPa 2013/32	6,3	**R**	8,26	**R**	6,3	**R**	28,7	**R**	19,48	**I**	35,13	**S**
A. butzleri UPa 2013/33	6,3	**R**	6,3	**R**	6,3	**R**	6,3	**R**	6,3	**R**	6,3	**R**
A. skirrowii UPa 2013/34	6,3	**R**	8,3	**R**	16,3	**R**	6,3	**R**	14,51	**I**	35,65	**S**
A. butzleri UPa 2013/38	6,3	**R**	13,67	**I**	13,67	**R**	6,3	**R**	6,3	**R**	37	**S**
A. butzleri UPa 2013/39	6,3	**R**	17,48	**I**	6,3	**R**	17	**R**	23,48	**S**	29,48	**S**
A. butzleri UPa 2014/50	6,3	**R**	13,48	**I**	6,3	**R**	15,13	**S**	13,91	**I**	17,48	**I**
A. butzleri UPa 2014/53	18,26	**S**	31,13	**S**	6,3	**R**	21,91	**S**	21,13	**S**	28,26	**S**
A. butzleri *LH 3	22	**S**	26	**S**	22	**R**	6,95	**R**	27	**S**	15,45	**I**
A. cryaerophilus UPa 2014/59	6,3	**R**	6,3	**R**	6,3	**R**	6,3	**R**	6,3	**R**	6,3	**R**
A. cryaerophilus UPa 2013/17	6,3	**R**	6,3	**R**	6,3	**R**	6,3	**R**	6,3	**R**	6,3	**R**
A. butzleri UPa 2014/60	6,3	**R**	15,33	**I**	6,3	**R**	13,67	**I**	21,65	**S**	28,67	**S**
A. butzleri UPa 2013/11	6,3	**R**	17,48	**I**	6,3	**R**	18,67	**S**	21,13	**S**	25,91	**S**

***AMP**, ampicilina; **AMC**, amoxicilina-ácido clavulânico (2:1); **CLI**, clindamicina; **TET**, tetraciclina; **ERY**, eritromicina; **CIP**, ciprofloxacina; ***LH**, isolado de fezes obtido no hospital de Litomysl, República Checa, **R**, estirpe resistente; **I**, estirpe intermédia; **S**, estirpe sensível; **CCM**, coleção checa de microrganismos, Universidade Masaryk, República Checa; **UPa**, coleção de microrganismos, Universidade de Pardubice, República Checa*

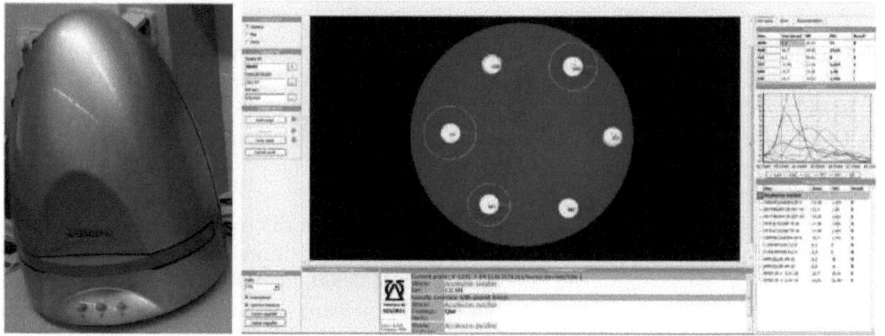

Figura 3: *BACMED® 6i G2 (esquerda) e um exemplo de antibiograma resultante (direita).*

Agradecimentos

O nosso trabalho recebeu apoio financeiro do projeto de bolsa da Faculdade de Tecnologia Química, Universidade de Pardubice, República Checa - projeto SGFChT 07/2015 e 07/2016.

Referências

1. Atabay, H.I.; Corry, J.E.L.; Ceylan, C. "Bacteria: Arcobacter". In: *Enciclopédia de Segurança Alimentar,* 1,2014, pp. 344-347.
2. Aryal, S. "Antibiotic resistance: Uma preocupação para a medicina veterinária e humana". In: *Nepal Agriculture Research Journal,* 4-5, 2001. pp. 66-69.
3. Baris, O.; Gulluce, M.; Sahin, F.; et al. "Actividades biológicas do óleo essencial e do extrato de metanol *de Achillea Biebersteinii* Afan. (Asteraceae)". In: *Turkish Journal of Biology,* 30, 2006. pp. 65-73.
4. Bhandari, A.; Surampalli, R.Y.; Adams, C.D.; et al. *"Contaminants of emerging environmental concern",* American Society of Civil Engineers, 2009. Acessível em: http://app.knovel.com/hotlink/toc/id:kpCEEC000A/cont aminants-emerging/contaminants-emerging.
5. Doyle, M.P., Buchanan, R.L. *"Food Microbiology - Fundamentals and Frontier"* (4ª Edição), American Society for Microbiology Press, 2013. Acessível em: http://app.knovel.com/hotlink/ toc/id:kpFMFFE001/food- microbiology-fundamentals/food-microbiology-fundamentals.
6. EUCAST - Testes de suscetibilidade antimicrobiana - Método de difusão em disco EUCAST. Versão 5.0. 2015. Acessível em: http://www.eucast.org.
7. EUCAST - Documento definitivo. Terminologia relativa aos métodos de determinação da suscetibilidade das bactérias aos agentes antimicrobianos. In: *Clinical Microbiology and Infection,* 6 (9), 2000. pp. 503-508.
8. EUCAST - Documento de discussão. Determinação das concentrações inibitórias mínimas (CIM) de agentes antibacterianos por diluição em caldo. In: *Clinical Microbiology and Infection,* 9 (8), 2003. pp. 1-7.
9. Fera, M.T.; Maugeri, T.L.; Giannone, M.; et al. "*In vitro* susceptibility of *Arcobacter butzleri* and *Arcobacter cryaerophilus* to different antimicrobial agents". In: *International Journal of Antimicrobial Agents,* 21 (5), 2003. pp. 488-491.
10. Greenwood, D., Davey, P., Finch, R., Wilcox, M. *Antimicrobial chemotherapy.* Oxford

University Press, 2007. pp. 119-147.

11. Hindler, J.F., Stelling, J. "Analysis and presentation of cumulative antibiograms: A new consensus guideline from the Clinical and Laboratory Standards Institute" In: *Clinical Infectious Diseases,* 44, 2007. pp. 867-73.
12. Ho, T.K.H.; Lipman, L.J.A.; Gaastra, W. *"Arcobacter,* o que se sabe e o que não se sabe sobre um potencial agente zoonótico de origem alimentar!" In: *Veterinary Microbiology,* 115(1), 2006. pp. 1-13.
13. Houf, K.; Devriese, L.A.; Haesebrouck, F., et al. "Antimicrobial susceptibility patterns of *Arcobacter butzleri* and *Arcobacter cryaerophilus* strains isolated from humans and broilers". In: *Microbial Drug Resistance,* 10(3), 2004. pp. 243-247.
14. Joshi, S. "HPLC separation of antibiotics present in formulated and unformulated samples" (Separação por HPLC de antibióticos presentes em amostras formuladas e não formuladas). In: *Journal of Pharmaceutical and Biomedical Analysis*, 28 (5), 2002, pp. 795-809.
15. Kiehlbauch, J.A.; Baker, C.N.;Wachsmuth, I.K. "Susceptibilidades *in vitro* de isolados *de Campylobacter* aerotolerantes a 22 agentes antimicrobianos". In: *Antimicrobial Agents and Chemotherapy,* 36(4), 1992. pp. 717-722.
16. Korolkovas, A., Burckhalter, J.H. *Essentials of medicinal chemistry.* John Wiley & Sons: Nova Iorque, 1976. pp. 502-503.
17. Leite, S.P.; Vieira, J.R.C.; De Madeiros, et al. "Antimicrobial activity of *Indigofera suffruticosa".* In: *Medicina Complementar e Alternativa Baseada em Evidências,* 3 (2), 2006. pp. 261-265.
18. Lerner, J.; Brumberger, V.; Preac, M. "Severe diarrhea associated with *Arcobacter butzleri"* In: *Jornal Europeu de Microbiologia Clínica e Doenças Infecciosas,* 13 (8), 1994. pp. 660-662.
19. Li, D.; Yu, T.; Zhang, Y, et al. "Antibiotic resistance characteristics of environmental bacteria from an oxytetracycline production wastewater treatment plant and the receiving river" [Caraterísticas de resistência a antibióticos de bactérias ambientais de uma estação de tratamento de águas residuais de produção de oxitetraciclina e do rio recetor]. In: *Microbiologia Aplicada e Ambiental,* 76 (11), 2010. pp. 3444-3451.
20. Lopez-Pueyo, M.J.; Barcenilla-Gaite F; Amaya-Villar, et al. "Antibiotic multiresistance in critical care units". In: *Medica Intensiva,*. 35(1), 2011. pp. 41-53.
21. Lourens, A.C.U.; Reddy, D.; Baser, K.H.C., et al. "Atividade biológica *in vitro* e composição do óleo essencial de quatro espécies indígenas de *Helichrysum* da África do Sul". In: *Journal of Ethnopharmacology,* 95(2), 2004. pp. 253-258.
22. Mandisodza, O.; Burrows, E.; Nulsen, M. *"Arcobacter* species in diarrhoeal faeces from humans in New Zealand". In: *New Zealand Medical Journal,* 125(1353), 2012. pp. 40-46.
23. Matuschek, E.; Brown, D.F.J.; Kahlmeter, G. "Development of the EUCAST disk diffusion antimicrobial susceptibility testing method and its implementation in routine microbiology laboratories". In: *Microbiologia Clínica e Infeção*, 20 (14), 2014. pp. O255-O266.
24. Mbata, T.I., Debiao, L., Saikia, A. "Antibacterial activity of the crude extract of Chinese Green Tea *(Camellia sinensis)* on *Listeria monocytogenes"* In: *The Internet Journal of Microbiology,* 2 (2), 2006. Acessível em: http://dx.doi.org/10.5580/ab0.
25. Ncube, N.S.; Afolayan, A.J.; Okoh, A.I. "Técnicas de avaliação das propriedades antimicrobianas de compostos naturais de origem vegetal: métodos actuais e tendências futuras". In: *Jornal Africano de Biotecnologia,* 7 (12), 2008. pp. 1797-1806.
26. Nostro, A.; Germano, M.P.; D'Angelo, V.,et al. "Métodos de extração e bioautografia para avaliação da atividade antimicrobiana de plantas medicinais". In: *Cartas em Microbiologia Aplicada*, 30 (5), 2000. pp. 379-384.
27. On, S.L.W.; Stacey, A.; Smyth, J. "Isolamento de *Arcobacter butzleri* de um neonato com bacteriemia". In: *Journal of Infection,*. 31, 1995. pp. 225-227.

28. Parekh, J.; Karathia, N.; Chanda, S. "Screening of some traditionalally used medicinal plants for potential antibacterial activity". In: *Indian Journal of Pharmaceutical Sciences,* 68 (6), 2006. pp. 832-834.
29. Robinson, R.K. *Encyclopedia of food microbiology,* 1-3,2000. Elsevier. Acessível em: http://app.knovel.com/hotlink/toc/id:kpEFMV0004/encyclopedia-food- microbiology/encyclopedia-food-microbiology.
30. Silva, M.T.G.; Simas, S.M.; Batista, et al. "Estudos sobre a atividade antimicrobiana, *in-vitro,* da fração de *Physalis angulata* L. (Solanaceae) e da fisalina B evidenciando a importância da determinação do ensaio". In: *Memorias do Instituto Oswaldo Cruz,* 100 (7), 2005, pp. 779-782.
31. Son, I.; Englen, M.D.; Berrang, M.E., et al. "Antimicrobial resistence of *Arcobacter* and *Campylobacter* from broiler carcasses". In: *International Journal of Antimicrobial Agents,* 29, 2007, pp. 451-455.
32. Silha, D.; Hrusková, L.; Brozková, I., et al. "Survival of selected bacteria from the genus Arcobacter on various metallic surfaces". In: Journal of Food and Nutrition Research, 53 (3), 2014. pp. 217-223.
33. Silha, D.; Silhová-Hrusková, L.; Vytrasová, J. "Modified isolation method of Arcobacter spp. from different environmental and food samples". In: Folia Microbiologica, 60, 2015. pp. 515-521.
34. Teague, N.S.; Srijan, A.; Wongstitwilairoong, B., et al. "Enteric pathogen sampling of tourist restaurants in Bangkok, Thailand". In: *Journal of Travel Medicine,* 17, 2010. pp. 118-123.
35. Vandenberg, O.; Houf, K.; Douat, N., et al. "Antimicrobial susceptibility of clinical isolates of *non-jejuni/coli* Campylobacters and arcobacters from Belgium". In: *Journal of Antimicrobial Chemotherapy,* 57, 2006. pp. 908913.
36. Whiteduck-Leveillee, K.; Whiteduck-Leveillee, J.; Cloutier, M., et al. *"Arcobacter lanthieri* sp. nov., isolated from pig and dairy cattle manure". In: *International Journal of Systematic and Evolutionary Microbiology*, 65, 2015. pp. 2709-2716.
37. Wiegand, I.; Hilpert, K.; Hancock, R.E.W. "Métodos de diluição em ágar e caldo para determinar a concentração inibitória mínima (CIM) de substâncias antimicrobianas". In: *Nature Protocols*, 3, 2008. pp. 163-175.

BIOFILMES BACTERIANOS - AS PRINCIPAIS FORMAS DE CARACTERIZAÇÃO E DETECÇÃO

Lucie SILHOVA

David SILHA

Departamento de Ciências Biológicas e Bioquímicas,
Faculdade de Tecnologia Química, Universidade de Pardubice, República Checa

Resumo: Este capítulo centra-se na deteção de biofilmes patogénicos. Os biofilmes são formados por células que estão aderidas à superfície. As bactérias em biofilme têm um fenótipo alterado em comparação com as células planctónicas. As células do biofilme são mais resistentes às influências externas do que as células planctónicas. Por conseguinte, os biofilmes devem ser detectados, especialmente no caso de bactérias patogénicas. Existem vários métodos modernos de deteção de biofilmes que podem ser uma ferramenta adequada. Por exemplo, a microscopia eletrónica, os métodos baseados na reação em cadeia da polimerase, a hibridação in situ fluorescente, a deteção espectrofotométrica, a microscopia de força atómica, as técnicas de cultura, etc., são frequentemente utilizados na investigação de biofilmes. No entanto, as técnicas para o estudo do biofilme bacteriano devem ser continuamente melhoradas.

Palavras chave: biofilme, bactérias patogénicas, deteção de quorum, deteção de biofilme.

1. Introdução

O amplo espetro de infecções alimentares mudou drasticamente ao longo do tempo, uma vez que os agentes patogénicos bem estabelecidos foram controlados ou eliminados, e novos surgiram. Entre os agentes patogénicos de origem alimentar conhecidos, predominam os identificados mais recentemente, o que sugere que à medida que se aprende mais sobre os agentes patogénicos, estes ficam sob controlo. Podem surgir novos agentes patogénicos devido a alterações na ecologia ou na tecnologia que ligam um potencial agente patogénico à cadeia alimentar. Um amplo espetro de agentes patogénicos microbianos pode contaminar os alimentos humanos e as reservas de água e causar doenças após a sua ingestão ou das suas toxinas. [55]

Os agentes patogénicos de origem alimentar são um dos principais contribuintes para as doenças, hospitalizações e mortes de seres humanos todos os anos. Os Centros de Controlo e Prevenção de Doenças estimam que 47,8 milhões de doenças e 3000 mortes são causadas por agentes patogénicos de origem alimentar todos os anos. *Salmonella* spp., *Listeria monocytogenes, Campylobacter* spp., *Escherichia coli* patogénica, *Staphylococcus aureus* e *Toxoplasma gondii* estão entre os principais agentes patogénicos que causam doenças e mortes de origem alimentar anualmente. [3]

2. Biofilme - informações gerais

Nos últimos anos, a formação de biofilmes surgiu como um problema grave, especialmente na indústria alimentar. Os biofilmes têm sido observados numa variedade de superfícies e numa variedade de nichos, e são considerados como o estilo de vida microbiano predominante na maioria dos ambientes. Os biofilmes são formados por células (algumas das quais são patogénicas para o homem) que estão ligadas umas às outras e/ou a uma superfície. Na natureza, os biofilmes podem ter um elevado nível de organização, uma vez que podem existir em comunidades de uma ou várias espécies, formar uma camada única ou uma estrutura tridimensional, ou assumir a forma de agregados como flocos ou grânulos. [12,51,56,57] As bactérias em biofilme têm um fenótipo alterado em comparação com as suas células planctónicas correspondentes, particularmente no que diz respeito à transcrição de genes e à interação entre si. [33]

Uma única espécie bacteriana pode formar um biofilme, mas no ambiente natural os biofilmes são frequentemente formados por várias espécies de bactérias, fungos, algas, protazoários, detritos e produtos de corrosão. No entanto, os biofilmes de espécies múltiplas podem ser mais estáveis do que os biofilmes monoespecíficos. A adesão às superfícies proporciona vantagens consideráveis às bactérias formadoras de biofilme, tais como a proteção contra agentes antimicrobianos, a troca de nutrientes, metabolitos ou material genético a partir da proximidade de outros microrganismos. Estas relações simbióticas, embora beneficiem o crescimento das bactérias participantes, a presença física do biofilme danifica as superfícies ou causa obstrução, reduzindo a eficiência da superfície. Este tipo de dano à superfície é coletivamente designado por "biofouling" e é normalmente observado como causador de problemas como a cárie dentária, a corrosão de tubagens metálicas e a colonização de vários implantes médicos, a contaminação de produtos, a falha de equipamentos e a diminuição da produtividade. [30]

Os exopolissacáridos sintetizados pelas células microbianas variam muito na sua composição e, consequentemente, nas suas propriedades químicas e físicas. As substâncias poliméricas extracelulares (EPS) podem conter polissacáridos, proteínas, fosfolípidos, ácidos teicóicos e nucleicos e outras substâncias poliméricas. O principal componente da matriz do biofilme é a água - até 97%. Os EPS fornecem proteção aos habitantes do biofilme, concentrando nutrientes, impedindo o acesso de biocidas, sequestrando metais e toxinas e evitando a dessecação. [6,9,12,17,30,33,51,54]

Os microrganismos associados a biofilmes crescem mais lentamente do que os microrganismos planctónicos, provavelmente porque as células são limitadas pela depleção de nutrientes e/ou oxigénio. Há uma série de razões pelas quais as bactérias gostam de viver sob a forma de biofilmes - *(1)* o material genético pode ser facilmente trocado entre microrganismos, *(2)* as substâncias nutritivas podem ser acedidas muito mais facilmente a partir da fase aquosa, *(3)* outros organismos podem fornecer abrigo contra o excesso de substâncias nutritivas, substâncias tóxicas, secagem e dessecação. [17,33]

Os biofilmes são comunidades complexas de microrganismos que se desenvolvem em superfícies em diversos ambientes. Contaminam condutas industriais, linhas de água de unidades dentárias, cateteres, ventiladores e implantes médicos e podem causar doenças em seres humanos, animais e plantas. [25]

Na indústria alimentar, os biofilmes podem tornar-se uma fonte persistente de contaminação. Podem ser encontrados em todo o lado - no equipamento de processamento de alimentos, nas paredes ou no chão dos espaços de trabalho, nas paredes dos tanques de armazenamento/transporte, ou mesmo nos próprios alimentos. Tanto as bactérias de deterioração como as patogénicas podem estar envolvidas, ameaçando tanto a qualidade do produto como a saúde humana. As preocupações com a segurança alimentar relacionadas com os biofilmes na indústria alimentar foram levantadas, por exemplo, na indústria dos produtos hortícolas, na indústria dos lacticínios e na indústria da carne. [59]

2.1. Formação de biofilme

O desenvolvimento do biofilme pode ser descrito em cinco etapas principais: *(1)* adsorção inicial reversível de células à superfície sólida, *(2)* produção de substâncias de matriz polimérica extracelular que resultam numa fixação irreversível, *(3)* desenvolvimento inicial da arquitetura do biofilme, *(4)* maturação e *(5)* dispersão de células individuais do biofilme. [57]

2.2. Adesão e colonização

A adesão a um substrato pode ser ativa ou passiva, dependendo da motilidade celular. A adesão passiva é impulsionada pela gravidade, difusão e dinâmica dos fluidos. Na adesão ativa, a superfície da célula bacteriana facilita a fixação inicial. As propriedades da superfície celular, como os flagelos, os pili, as proteínas adesinas, as cápsulas e a carga superficial influenciam a fixação. Os flagelos permitem que as bactérias se desloquem para um local de fixação específico, enquanto as alterações na fisiologia celular que afectam a química das membranas superficiais, as proteínas de superfície como os pili e as adesinas, a síntese de polissacáridos e a agregação celular influenciam a adesão. A adesão ocorre frequentemente num período de 5 a 30 s e ocorre em duas fases - reversível seguida de adesão irreversível. [12,17]

2.3. Maturação do biofilme

Se as condições forem adequadas para um crescimento e aglomeração suficientes, o biofilme na natureza pode desenvolver uma estrutura organizada. Este processo é designado por maturação. O biofilme maduro pode ser constituído por uma única camada de células num polímero extracelular poroso ou por micro-colónias de várias camadas, frouxamente compactadas, unidas por EPS e intercaladas por canais de água. [12]

As células do biofilme localizadas na periferia do biofilme podem ser libertadas para o ambiente circundante, regressar ao estado planctónico e encontrar novas superfícies para o desenvolvimento do biofilme. [34]

As camadas de biofilme podem desprender-se através de desprendimento e cisalhamento. À medida que o biofilme amadurece, torna-se mais espesso, criando um ambiente anaeróbio no interior. [12]

Um biofilme maduro é uma população bacteriana altamente densa na qual existem condições adequadas para a comunicação de uma forma dependente da densidade celular, com base na *deteção de quorum [57].* [57] Estes processos influenciam a simbiose, a virulência, a motilidade, a formação de biofilme ou a esporulação, entre outros. [39] *O quorum sensing* é um importante mecanismo de regulação e comunicação. Este mecanismo afecta a expressão genética e o comportamento fisiológico de comunidades microbianas inteiras. *A deteção de quorum* permite a comunicação, a coordenação, o comportamento, a capacidade de adaptação ao ambiente e melhora o acesso aos nutrientes. [1,55]

2.4. Factores que influenciam a formação de biofilmes

Entre os factores que influenciam a formação do biofilme contam-se as propriedades químicas e físicas das células, a superfície do substrato, a composição e o fluxo do meio circundante. A adesão bacteriana à superfície é também influenciada pela disponibilidade de nutrientes, pH, temperatura e rugosidade do material, etc. [30]

A fixação máxima das células bacterianas depende da elevada energia livre da superfície ou da molhabilidade de uma superfície. As superfícies com elevada energia de superfície livre, como o aço inoxidável e o vidro, são mais hidrofílicas. Estas superfícies permitem geralmente uma maior fixação bacteriana e a formação de biofilme do que as superfícies hidrofóbicas, como o teflon, o nylon e os polímeros fluorados. [12]

2.5. Consequência da formação de biofilme

Os biofilmes formam-se numa variedade de superfícies, tanto bióticas como abióticas. Por exemplo, os biofilmes ligados a dispositivos médicos implantados são motivo de preocupação do ponto de vista médico, uma vez que a resistência aos antibióticos dessas células bacterianas resulta em infecções crónicas. Do ponto de vista médico, as bactérias associadas a biofilmes em implantes ou cateteres são motivo de grande preocupação porque podem causar infecções graves. Para a indústria alimentar em particular, a formação de biofilmes em superfícies de alimentos e de processamento de alimentos, e em sistemas de distribuição de água potável, constitui um risco acrescido de contaminação do produto com microflora patogénica ou de deterioração. Por exemplo, os biofilmes formados em superfícies industriais metálicas podem causar a corrosão destes materiais. Uma vez formados em superfícies de processamento de alimentos, os biofilmes são difíceis de remover, resultando frequentemente em populações persistentes e endémicas. A formação de biofilmes por bactérias patogénicas e deteriorantes de origem alimentar em superfícies de contacto com os alimentos pode levar à contaminação do produto alimentar durante a transformação, o que reduz o prazo de validade do produto ou resulta em doenças de origem alimentar, ambas as quais provocam perdas económicas. [12,34,35,57] Estima-se que 80% de todas as infecções bacterianas estejam relacionadas com biofilmes. [15]

3. Prevenção e eliminação do biofilme

Quando os biofilmes se formam, a limpeza da superfície torna-se mais difícil devido à presença de substâncias poliméricas extracelulares aderentes. Os procedimentos de limpeza devem remover eficazmente as sujidades que possam conter microrganismos ou promover o crescimento microbiano. A maioria dos regimes de limpeza inclui a remoção de sujidade solta com água fria ou quente, seguida da aplicação de agentes químicos, enxaguamento e higienização. A limpeza pode ser efectuada através da utilização de produtos químicos ou da combinação de força química e física. [12]

A fixação microbiana às superfícies é um processo bastante rápido, pelo que não é possível limpar e desinfetar os materiais para evitar a fixação das células. No entanto, deve ser cuidadosamente determinada uma frequência adequada de desinfeção para evitar a maturação do biofilme. [58]

A remoção do biofilme através de métodos convencionais (por exemplo, antibióticos, desinfectantes) é frequentemente ineficaz[56]. [56] Vários factores podem desempenhar um papel nesta caraterística, como a matriz, a taxa de crescimento, a heterogeneidade dentro do biofilme, a resposta geral ao stress, etc. [59]

A limpeza é o passo mais importante para minimizar a colonização microbiana em diferentes dispositivos. Este processo é muitas vezes subestimado. Antes da utilização do desinfetante, o processo de limpeza elimina um grande número de microrganismos e as células restantes são então susceptíveis de desinfeção. Por conseguinte, é importante efetuar a limpeza básica. Os factores que podem afetar a eficiência da limpeza e o processo de limpeza devem ser optimizados. [10,24] O processo de limpeza pode remover 90% ou mais dos microrganismos associados à superfície, mas não se pode confiar neles para os matar. As bactérias podem voltar a depositar-se noutros locais e, com o tempo, a água e os nutrientes podem formar um biofilme. Por conseguinte, para além da limpeza, deve ser implementado o saneamento. [12]

4. Métodos de deteção de biofilme

As técnicas microbiológicas tradicionais e os métodos microscópicos convencionais não são suficientemente eficazes para estudar as comunidades microbianas. As técnicas moleculares para a deteção e quantificação específicas de agentes patogénicos bacterianos também oferecem várias vantagens em relação aos métodos convencionais - elevada sensibilidade e especificidade, rapidez, facilidade de normalização e automatização. [23]

Existem vários métodos modernos de deteção de biofilme que podem ser uma ferramenta adequada. Por exemplo, a microscopia eletrónica, os métodos baseados na reação em cadeia da polimerase, a hibridação *in situ* fluorescente, a deteção espectrofotométrica, a microscopia de força atómica, as técnicas de cultura, etc., são frequentemente utilizados na investigação de biofilmes. No entanto, as técnicas para o estudo do biofilme bacteriano devem ser continuamente melhoradas.

[2,16,23,31]

4.1. Microscopia eletrónica de varrimento

O microscópio eletrónico de varrimento (MEV) é um aparelho que permite observar as estruturas microscópicas da superfície dos objectos em alta resolução. O MEV pode ser considerado como uma analogia do microscópio de luz. Ao contrário do microscópio de luz, a imagem resultante é composta por sinais secundários e pelos electrões reflectidos ou secundários. O feixe de electrões acelerados interage com os átomos da amostra, o que conduz a uma série de efeitos. A consequência destes efeitos é a formação dos sinais que são detectados e utilizados para criar uma determinada imagem. O feixe de electrões move-se ao longo da amostra "linha a linha" e é formada uma imagem por varrimento gradual [46]. [46] Este método permite a visualização direta dos biofilmes. No entanto, é muito complicado visualizar os organismos no seu estado original - é necessária uma preparação especial antes da digitalização. [48]

4.2. Microscopia de força atómica

A microscopia de força atómica (AFM) é uma técnica microscópica que é utilizada para visualizar superfícies tridimensionais. A imagem é formada gradualmente - "ponto por ponto". O método atinge uma resolução muito elevada, podendo ser visualizados até átomos. Este método é também utilizado para a investigação da superfície de biofilmes. [Devido à alta resolução, é possível ultrapassar algumas das deficiências da microscopia eletrónica de varrimento. [2] A base do microscópio é uma ponta muito afiada, que é montada num feixe flexível. De acordo com a posição do feixe com a ponta afiada, podemos distinguir minimamente três modos. [44,50] A microscopia de força atómica é capaz de mostrar apenas a superfície da amostra. [61] Esta técnica atinge uma resolução consideravelmente mais elevada em comparação com a microscopia ótica. Podemos utilizar a técnica AFM para efetuar medições em meio líquido. Esta propriedade é a grande vantagem para amostras biológicas presentes no seu ambiente fisiológico [38]. [38] A desvantagem é a gama limitada de tamanho de imagem e o processo de varrimento lento, que demora minutos. Outra desvantagem é a limitação da gama vertical (altura máxima da amostra). [19]

4.3. Microscopia confocal de varrimento a laser

A microscopia confocal de varrimento a laser (CLSM) é frequentemente utilizada para visualizar biofilmes microbianos totalmente hidratados. A CLSM oferece a promessa de uma visualização pormenorizada de amostras microbiológicas espessas nos casos em que a aplicação da microscopia de fase ou de fluorescência tradicional é limitada. A CLSM permite a realização de secções transversais ópticas horizontais e verticais e a subsequente reconstrução tridimensional. [32]

O princípio do método consiste na exposição contínua da amostra a um feixe de luz, cuja fonte é normalmente um laser. O laser faz a varredura da amostra e cria uma imagem bidimensional. A microscopia confocal de varrimento por laser fornece uma imagem boa e nítida, sem necessidade de fixação e de amostras em parafina. Utilizando secções ópticas, este método também é capaz de representar estruturas escondidas sob a superfície do biofilme e a consequente dobragem da estrutura tridimensional. [5,27,45,61]

O desenvolvimento tecnológico deste método permite obter resultados interessantes na investigação de biofilmes. Trata-se de um microscópio confocal multifotónico, no qual o efeito de dois ou mais fotões criou um forte laser infravermelho. Este laser, comparado com um CLSM convencional, consegue penetrar 10 vezes mais profundamente na amostra. [14,61]

4.4. Reação em cadeia da polimerase

A reação em cadeia da polimerase (PCR) é uma técnica *in vitro* que permite a cópia de fragmentos de ADN num processo designado por amplificação. Uma vez que podem ser feitas milhões de cópias num curto período de tempo, pode ser gerado ADN suficiente para o caraterizar e analisar. Esta técnica teve um impacto imediato e benéfico no rastreio de processos de doença, caracterizando as impressões digitais genéticas de organismos patogénicos. A amplificação do ADN é efectuada em vários ciclos de repetição. Estes ciclos incluem três etapas - desnaturação, recozimento e alongamento. [40]

O produto resultante é então tipicamente separado e visualizado por eletroforese em gel de agarose, sendo o gel corado com um corante fluorescente, tipicamente com brometo de etídio. A desvantagem desta deteção é trabalhar com corantes que são potencialmente mutagénicos. As principais vantagens destas metodologias de PCR são a elevada especificidade, a sensibilidade, a rapidez, o baixo limite de deteção e a possibilidade de quantificar o microrganismo utilizando a PCR quantitativa. As amostras podem conter inibidores da PCR que podem conduzir a resultados falso-negativos. O procedimento de purificação adicional necessário para evitar a contaminação. [62]

4.5. Reação em cadeia da polimerase com corantes intercalantes

Estes métodos permitem distinguir as células viáveis das células mortas, pelo que são adequados para determinar a viabilidade das células. A monoazida de etídio e a monoazida de propídio são corantes intercalantes que têm a capacidade de penetrar nas células mortas e formar ligações covalentes com o ADN, diminuindo assim o sinal de PCR das células mortas e amplificando o sinal das células viáveis. O produto final é depois tipicamente separado e visualizado por eletroforese, sendo o gel também corado com um corante fluorescente. As vantagens potenciais destes métodos são a rapidez, a especificidade e a exatidão. [22,26,37,49]

4.6. Hibridação *in situ* por fluorescência

A hibridação *in situ* por fluorescência (FISH) é uma combinação de métodos citogenéticos e genético-moleculares. O método utiliza sondas marcadas com ARN/ADN, que se ligam às células devido à complementaridade de bases com a sequência alvo. As sondas são geralmente longas, com 15 a 25 nucleótidos, e são marcadas com um corante fluorescente (geralmente derivados da fluoresceína, da rodamina ou da cianina). [11,29,41] A vantagem da sonda marcada com fluorescência reside não só na facilidade de manuseamento e na rápida avaliação, mas também na longa duração da sonda. Outro aspeto positivo significativo é a vasta gama de cores, que permite aplicar várias sondas diferentes simultaneamente a uma única amostra. [41,43]

A hibridação *in situ* deve ser efectuada para uma sonda de células-alvo na amostra. O princípio é a desnaturação da cadeia de cadeia dupla da estrutura secundária do ADN ou ARN. Após a desnaturação do ácido nucleico, as moléculas primárias de cadeia simples ficam disponíveis para ligação a uma cadeia complementar de ácido nucleico - sonda genética. [11,21,60]

O primeiro passo do método é a fixação da amostra para manter a estrutura intracelular do alvo, a forma morfológica e a permeabilidade da parede bacteriana para facilitar a penetração do oligonucleótido marcado nas células. As outras etapas incluem a preparação da amostra para hibridação, a hibridação das sondas com uma sequência-alvo numa câmara húmida e escura, a lavagem dos oligonucleótidos não ligados e a análise microscópica. Os locais que foram marcados com a sonda podem ser identificados utilizando um microscópio de fluorescência. [11,52]

A hibridação fluorescente *in situ* ajuda a revelar os mecanismos de sobrevivência das células sob a forma de biofilmes. O método é normalmente utilizado para detetar grupos bacterianos específicos em populações mistas de diferentes ambientes. Na microbiologia ambiental e médica, a FISH é uma ferramenta versátil para a deteção, identificação e enumeração rápidas de microrganismos, bem como para a monitorização da atividade metabólica. [5,21,23,52]

A grande vantagem do método FISH é que permite uma contagem direta das bactérias num microscópio de fluorescência. O método é simples e rápido. A principal vantagem do método FISH em relação aos ensaios baseados na PCR é o facto de ser mais estável contra influências de inibidores e funcionar independentemente de qualquer reação enzimática. O método foi desenvolvido para ultrapassar as deficiências dos métodos de cultura e dos métodos PCR. [20,21]

4.7. Método de Christensen em placas de microtitulação

Este método foi publicado por Christensen *et al.* [13] O método baseia-se na cultura de microrganismos em placas de microtítulo e na avaliação do seu crescimento nas paredes dos poços. [42] Um método mais preciso é a modificação efectuada por Stepanovic. No método modificado, o corante utilizado nos poços de etanol dissolvido, que é depois subtraído do espetrofotómetro de coloração em comprimentos de onda apropriados. [53]

Para aplicar o método, é necessário preparar uma suspensão microbiana com uma determinada densidade de células no meio de ensaio. A placa de microtitulação de plástico foi lavada com etanol antes da utilização e deixada a secar livremente ao ar. Em seguida, a suspensão microbiana é pipetada para cada poço e incubada em condições adequadas. Após a incubação, o conteúdo dos poços é removido. Os poços são lavados com água destilada estéril para remover as células planctónicas. Após a lavagem, a placa foi deixada a secar livremente ao ar. O passo seguinte é a coloração com uma solução aquosa de violeta cristal. Após o tempo de coloração, os poços foram lavados com água destilada estéril. Em seguida, adiciona-se etanol aos poços de microtitulação. Parte de cada poço foi pipetada para uma nova microplaca lavada com etanol. A absorvância é medida tipicamente a 595 nm. [7,16,47]

4.8. Cultivo em cupões de vários materiais

Os microrganismos são capazes de formar biofilmes em muitas superfícies, utilizando cupões de diferentes materiais e de diferentes tamanhos. A cultura é efectuada em meios nutritivos em tubos de ensaio ou placas de Petri. [28]

O primeiro passo do método é a preparação de suspensões microbianas com a densidade desejada. O biofilme é preparado através da cultura da suspensão bacteriana em cupons em meio nutriente. Esta suspensão é inoculada no meio de ensaio com um cupão. Após a cultura, determinar o número de células planctónicas e a formação de um biofilme. O biofilme formado a partir do cupão é removido de várias formas. Pode ser esfregado com uma zaragatoa ou espátula esterilizada ou removido por ultra-sons. [4,16,28,36]

Referências

1. Annous, B.A., Fratamico, P.M., Smith, J.L. *Quorum sensing* in biofilms: Porque é que as bactérias se comportam como o fazem. In: *Journal of Food Science,* 2009, 74 (1), pp. 24 - 37.
2. Arnold, J.W., Bailey, G.W. Surface finishes on stainless steel reduce bacterial attachment and early biofilm formation: scanning electron and atomic force microscopy study. In: *Poultry Science,* 2000, 79 (12), pp. 1839 - 1845.
3. Baer, A.A., Miller, M.J., Dilger, A.C. Pathogens of interest to the pork industry: Uma revisão da investigação sobre intervenções para garantir a segurança alimentar. In: *Comprehensive Reviews in Food Science and Food Safety*, 2013, 12 (2), pp. 183 - 217.
4. Blackman, I.C., Frank, J.F. Crescimento de *Listeria monocytogenes* como um biofilme em várias superfícies de processamento de alimentos. In: *Journal of Food Protection,* 1996, 59, pp. 827 - 831.
5. Blaschek, H.P., Wang, H.H., Agle, M.E. Biofilms in the food environment. John Wiley & Sons, 2007. Acessível em: http://www.knovel.com/web/portal/browse/display7_EXT_ KNOVEL_DISPLAY_bookid=2851 &VerticalID=0.
6. Bordi, C., De Bentzmann, S. Hacking into bacterial biofilms: a new therapeutic challenge. In: *Annals of Intensive Care*, 2011, 1 (1), p. 19.
7. Borucki, M.K., Peppin, J.D., White, D., Loge, F., Call, D.R. Variação na formação de biofilme entre estirpes de *Listeria monocytogenes.* In: *Applied and Environmental Microbiology,* 2003, 69 (12), pp. 7336 - 7342.
8. Bowen, W.R., Hilal, N. Atomic force microscopy in process engineering - An introduction to AFM for improved processes and products. Elsevier, 2009. Acessível em: http://www.knovel.com/web/portal/browse/ display?_EXT_ KNOVEL_DISPLAY_bookid=2731 &VerticalID=0.
9. Brooks, J.D., Flint, S.H. Biofilmes na indústria alimentar: problemas e potenciais

soluções. In: *International Journal of Food Science and Technology,* 2008, 43 (12), pp. 2163 - 2176.

10. Carpentier, B., Cerf, O. Os biofilmes e as suas consequências, com especial referência à higiene na indústria alimentar. In: *Journal of Applied Bacteriology,* 1993,75 (6), pp. 499 - 511.
11. Celeda, D., Aldinger, K., Haar, F. M., Hausmann, M., Durm, M., Ludwig, H., Cremer, C. Hibridação rápida *in situ* por fluorescência com sondas de DNA repetitivo: quantificação por análise de imagem digital. In: *Cytometry,* 1994, 17 (1), pp. 13 - 25.
12. Chmielewski, R.A.N., Frank, J.F. Formação e controlo de biofilmes em instalações de processamento de alimentos. In: *Comprehensive Reviews in Food Science and Food Safety,* 2003,2 (1), pp. 22 - 32.
13. Christensen, G.D., Simpson, W.A., Yonger, J.J., Baddor, L.M., Barrett, F.F., Melton, D.M., Beachey, E.H. Adherence of coagulase - negative staphylococci to plastic tissue culture plates: a quantitative model for the adherence of staphylococci to medical devices. In: *Journal of Clinical Microbiology,* 1985, 22 (6), pp. 996 - 1006.
14. Davey, M.E., O'toole, G.A. Microbial biofilms: from ecology to molecular genetics. In: *Microbiology and Molecular Biology Reviews*, 2000, 64 (4), pp. 847 - 867.
15. De La Fuente - Nunez, C., Korolik, V., Bains, M., Nguyen, U., Breidenstein, E.B.M., Horsman, S., Lewenza, S., Burrows, L., Hancock, R.E.W. Inibição da formação de biofilme bacteriano e da motilidade de enxameação por um pequeno péptido catiónico sintético. In: *Antimicrobial Agents and Chemotherapy*, 2012, 56 (5), pp. 2696 - 2704.
16. Djordjevic, D., Wiedmann, M., Mclandsborough, L.A. Ensaio em placa de microtitulação para avaliação da formação de biofilme de Listeria monocytogenes. In: *Applied and Environmental Microbiology*, 2002, 68 (6), pp. 2950 - 2958.
17. Donlan, R. M. Formação de biofilme: Um processo microbiológico clinicamente relevante. In: *Clinical Infectious Diseases*, 2001, 33 (8), pp. 1387 - 1392.
18. Drelich, J., Mittal, K.L. Microscopia de força atómica em estudos de adesão. VSP - An imprint of BRILL, 2005. Acessível em: http://www.knovel.com/web/portal/browse/display7_ EXT_KNOVEL_DISPLAY_bookid=1570&VerticalID=0.
19. Dufrene, Y. F. Microscopia de força atómica, uma ferramenta poderosa em microbiologia. In: *Journal of Bacteriology*, 2002, 184 (19), pp. 5205 - 5213.
20. Fan, Y.S., Davis, L.M., Shows, T.B. Mapeamento de pequenas sequências de ADN por hibridação *in situ* por fluorescência diretamente em cromossomas metafásicos com bandas. In: *Proceedings of the National Academy of Sciences of the United States of America,* 1990, 87 (16), pp. 6223 - 6227.
21. Fera, M.T., Gugliandolo, C., Lentini, V., Favaloro, A., Bonanno, D., La Camera, E., Maugeri, T.L. Deteção específica de *Arcobacter* spp. em águas estuarinas do Sul de Itália por PCR e hibridação *in situ* fluorescente. In: *Cartas em Microbiologia Aplicada,* 2010, 50 (1), pp. 65 - 70.
22. Flekna, G., Stefanic, P., Wagner, M., Smulders, F.J.M., Mozina, S.S., Hein, I. A diferenciação insuficiente de células vivas e mortas de Campylobacter jejuni e *Listeria monocytogenes* por monoazida de etídio (EMA) compromete a EMA/PCR em tempo real. In: *Investigação em Microbiologia*, 2007, 158 (5), pp. 405 - 412.
23. Girones, R., Ferrús, M.A., Alonso, J.L., Rodriguez - Manzano, J., Calgua, B., De Abreu Corrêa, A., Hundesa, A., Carratala, A., Bofill - Mas, S. Deteção molecular de agentes patogénicos na água - Prós e contras das técnicas moleculares. In: *Investigação sobre a água,* 2010, 44 (15), pp. 4325 - 4339.
24. Grinstead, D. Limpeza e saneamento em ambientes de processamento de alimentos para a prevenção da formação de biofilme e remoção de biofilme. In: *Biofilmes nas indústrias alimentares e de bebidas*, 2009, pp. 331 - 358.
25. Hall - Stoodley, L., Stoodley, P. Regulação do desenvolvimento de biofilmes microbianos.

In: *Opinião Atual em Biotecnologia*, 2002, 13, pp. 228 - 233.

26. Hrusková, L., Mot'ková, P., Vytrasová, J. Reação em cadeia da polimerase multiplex utilizando monoazida de etídio e monoazida de propídio para distinguir células viáveis e mortas de arcobactérias em biofilme. In: *Canadian Journal of Microbiology*, 2013, 59, pp. 797-802.
27. Jones, C.W., Smolinski, D., Keogh, A., Kirk, T.B., Zheng, M.H. Confocal laser scanning microscopy in orthopaedic research. In: *Progress in Histochemistry and Cytochemistry*, 2005, 40 (1), pp. 1 - 71.
28. Kalmokoff, M.L., Austin, J.W., Wan, X.D., Sanders, G., Banerjee, S., Farber, J.M. Adsorção, fixação e formação de biofilme entre isolados de *Listeria monocytogenes* utilizando condições modelo. In: *Journal of Applied Microbiology,* 2001,91 (4), pp. 725 - 734.
29. Klinger, K., Landes, G., Shook, D., Harvey, R., Lopez, L., Locke, P., Lerner, T., Osathanondh, R., Leverone, B., Houseal, T., Pavelka, K., Dackowski, W. Deteção rápida de aneuploidias cromossómicas em amniócitos não cultivados utilizando hibridação *in situ* fluorescente (FISH). In: *American Journal of Human Genetics*, 1992, 51, pp. 55 - 65.
30. Kumar, A., Prasad, R. Biofilmes. In: *Journal of Medical Education and Research,* 2006, 8, pp. 14 - 17.
31. Kumar, C.G., Anand, S.K. Significância dos biofilmes microbianos na indústria alimentar: uma revisão. In: *International Journal of Food Microbiology*, 1998, 42 (1 - 2), pp. 9 - 27.
32. Lawrence, J.R., Korber, D.R., Hoyle, B.D., Costerton, J.W., Caldwell, D.E. Optical sectioning of microbial biofilms. In: *Journal of Bacteriology,* 1991, 173,pp. 6558 - 6567.
33. Liaqat, I., Sabri, A.N. Biofilme, linha de água da unidade dentária e seu controlo. In: *Jornal Africano de Microbiologia Clínica e Experimental,* 2011, 12 (1), pp. 15 - 21.
34. Lindsay, D., Von Holy, A. O que os profissionais de segurança alimentar devem saber sobre biofilme bacteriano. In: *British Food Journal*, 2006, 108 (1), pp. 27 - 37.
35. Lindsay, D., Von Holy, A. Biofilmes bacterianos no contexto clínico: o que os profissionais de saúde devem saber. In: *Journal of Hospital Infection,* 2006, 64 (4), pp. 313 - 325.
36. Lopes, F.A., Morin, P., Oliveira, R., Melo, L.F. Interação de biofilmes *de Desulfovibrio desulfuricans* com superfície de aço inoxidável e seu impacto no metabolismo bacteriano. In: *Journal of Applied Microbiology*, 2006, 101 (5), pp. 1087 - 1095.
37. Lpvdal, T., Hovda, M.B., Bjorkblom, B., Mpller, S.G. Propidium monoazide combinado com PCR quantitativo em tempo real subestima *Listeria innocua* morta pelo calor. In: *Journal of Microbiological Methods*, 2011, 85 (2), pp. 164 - 169.
38. Mangold, S., Harneit, K., Rohwerder, T., Claus, G., Sand, W. Nova combinação de microscopia de força atómica e microscopia de epifluorescência para visualização de bactérias lixiviantes em pirite. In: *Applied and Environmental Microbiology,* 2007,74 (2), pp. 410 - 415.
39. Miller, M.B., Bassler, B.L. *Quorum sensing* in bacteria. In: *Revisão Anual de Microbiologia,* 2001,55 (1), pp. 165 - 199.
40. Mosier, N.S., Ladisch, M.R. Modern biotechnology - Connecting innovations in microbiology and biochemistry to engineering fundamentals. John Wiley & Sons, 2009. Acessível em: http://www.knovel.com/web/portal/browse/display7_EXT_KNOVEL_DI SPLA Y_bookid=4079&VerticalID=0.
41. Moter, A., Gobel, U.B. Fluorescence *in situ* hybridization (FISH) for direct visualization of microorganisms. In: *Journal of Microbiological Methods,* 2000, 41 (2), pp. 85 - 112.
42. Oliveira, A., De Lourdes Rs Cunha, M. Comparação de métodos para a deteção da produção de biofilme em estafilococos coagulase - negativos. In: *BioMed Central Research Notes,* 2010, 3 (1), pp. 1 - 8.
43. Pellestor, F. Avaliação da aneuploidia *in situ* em espermatozóides humanos: o uso de

técnicas de hibridação *in situ* com primers e ácido nucleico peptídico - fluorescência *in situ*. In: *Asian Journal of Andrology,* 2006, 8 (4), pp. 387 - 392.

44. Putman, C.A.J., Van Der Wetf, K.O., De Grooth, B.G., Van Hulst, N.F., Greve, J. Tapping mode atomic force microscopy in liquid. In: *Applied Physics Letters,* 1994, 64 (18), pp. 2454 - 2456.
45. Pygall, S.R., Whetstone, J., Timmins, P., Melia, C.D. Pharmaceutical applications of confocal laser scanning microscopy: A caraterização física de sistemas farmacêuticos. Em: *Advanced Drug Delivery Reviews,* 2007, 59 (14), pp. 1434 - 1452.
46. Ramachandran, V.S., Beaudoin, J.J. Handbook of analytical techniques in concrete science and technology. William Andrew Publishing/Noyes, 2001. Accessible at: http://dx.doi.org/10.1016/b978-081551437-4.50002-3.
47. Rivas, L., Dykes, G.A., Fegan, N. Um estudo comparativo da formação de biofilme por *Escherichia coli* toxigénica Shiga utilizando microscopia de epifluorescência em aço inoxidável e um método de placa de microtitulação. In: *Journal of Microbiological Methods,* 2007, 69 (1), pp. 44 - 51.
48. Robinson, R.K. Encyclopedia of food microbiology, 1 - 3, 2000. Elsevier. Acessível em: http://www.knovel.com/web/portal/browse/display7_EXT_KNOVEL_DISP LAY_ bookid=1870&VerticalID=0.
49. Rudi, K., Moen, B., DrOmtorp, S.M., Holck, A.L. Utilização de monoazida de etídio e PCR em combinação para quantificação de células viáveis e mortas em amostras complexas. In: *Applied and Environmental Microbiology*, 2005, 71 (2), pp. 1018 - 1024.
50. Rugar, D., Hansma, P. Microscopia de força atómica. In: *Physics Today,* 1990, 43 (10), pp. 23 - 30.
51. Sanz - Lázaro, C., Navarrete - Mier, F., Marin, A. Biofilm responses to marine fish farm wastes. In: *Environmental Pollution*, 2011, 159 (3), pp. 825 - 832.
52. Schweickert, B., Moter, A., Lefmann, M., Gobel, U.B. Let them fly or light them up: matrix - assisted laser desorption/ionization time of flight (MALDI - TOF) mass spectrometry and fluorescence *in situ* hybridization (FISH). In: *Ata Pathologica, Microbiologica et Immunologica Scandinavica,* 2004, 112 (11 - 12), pp. 856 - 885.
53. Stepanovic, S., Vukovic, D., Dakic, I., Savic, B., Svabic - Vlahovic, M. Um teste de placa de microtitulação modificado para quantificação da formação de biofilme estafilocócico. In: *Journal of Microbiological Methods,* 2000, 40 (2), pp. 175 - 179.
54. Sutherland, I.W. A matriz do biofilme - um ambiente microbiano imobilizado mas dinâmico. In: *Tendências em Microbiologia,* 2001,9 (5), pp. 222 - 227.
55. Thomson, C.H. Biofilmes: afectam a cicatrização de feridas? In: *International Wound Journal,* 2010, 8 (1), pp. 63 - 67.
56. Trachoo, N. Biofilmes e a indústria alimentar. In: *Songklanakarin Journal of Science and Technology*, 2003, 25, pp. 807 - 815.
57. Van Houdt, R., Aertsen, A., Jansen, A., Quintana, A.L., Michiels, C.W. Biofilm formation and cell - to - cell signalling in gram - negative bacteria isolated from a food processing environment. In: *Journal of Applied Microbiology,* 2004, 96 (1), pp. 177 - 184.
58. Van Houdt, R., Michiels, C.W. Biofilm formation and the food industry, a focus on the bacterial outer surface. In: *Journal of Applied Microbiology*, 2010, 109 (4), pp. 1117 - 1131.
59. Van Meervenne, E., De Weirdt, R., Van Coillie, E., Devlieghere, F., Herman, L., Boon, N. Modelos de biofilme para a indústria alimentar: pontos quentes para a transferência de plasmídeos? In: *Pathogens and Disease,* 2014, 70 (3), pp. 332 - 338.
60. Wagner, M., Horn, M., Daims, H. Fluorescence *in situ* hybridisation for the identification and characterisation of prokaryotes. In: *Current Opinion in Microbiology*, 2003, 6 (3), pp. 302 - 309.
61. Wimpenny, J., Manz, W., Szewzyk, U. Heterogeneidade em biofilmes. In: *Federation of*

European Microbiological Societies - Microbiology Reviews, 2000, 24 (5), pp. 661 - 671.

62. Yanez, M.A., Nocker, A., Soria - Soria, E., Murtula, R., Martinez, L., Catalan, V. Quantificação de células viáveis *de Legionella pneumophila* utilizando monoazida de propídio combinada com PCR quantitativa. In: *Journal of Microbiological Methods,* 2011,85 (2), pp. 124 - 130.

ANÁLISE DOS CROMOSSOMAS E DO GENOMA

Ayse CIRAKOGLU

Universidade de Istambul, Faculdade de Medicina de Cerrahpasa, Departamento de Biologia Médica, Istambul-Turquia

Resumo: A citogenética é o estudo da estrutura, função e evolução dos cromossomas. A análise cromossómica é utilizada para identificar aberrações do número e da estrutura dos cromossomas na citogenética clínica. Existem diferentes abordagens para identificar alterações cromossómicas, incluindo a citogenética convencional, a citogenética molecular e a análise genómica. A citogenética convencional permite analisar cada um dos 46 cromossomas em fase metafásica (cariotipagem). A aplicação de técnicas de biologia molecular combinadas com a citogenética, também conhecida como hibridação in situ por fluorescência (FISH), permite detetar segmentos específicos de ADN. As aplicações de hibridação genómica comparativa (CGH) permitem analisar as alterações do número de cópias genómicas. O aperfeiçoamento das tecnologias baseadas em matrizes permitiu um aumento notável da resolução.

Palavras-chave: citogenética, análise cromossómica, citogenética molecular, hibridação in situ por fluorescência, hibridação genómica comparativa

1. Introdução

A citogenética é um ramo da genética que analisa o número, a estrutura, a função e o comportamento dos cromossomas. Existe um vasto espetro de métodos de análise cromossómica que vão desde a análise convencional por bandas até à análise do genoma utilizando métodos moleculares baseados em matrizes [5,10].

A análise cromossómica por técnicas convencionais de bandagem ou, por vezes, referida como cariotipagem, é um método básico para examinar a morfologia e o número de cromossomas utilizando microscopia. O desenvolvimento de várias técnicas de bandagem cromossómica, como a bandagem G, Q, R e C, ou AgNOR, na década de 1970, permite a identificação e análise dos cromossomas individualmente ou regionalmente. Assim, tornaram possível a identificação de aberrações cromossómicas como deleções, duplicações, inversões e translocações [1,6,10].

A evolução da citogenética, com o aumento da resolução e da sensibilidade nas décadas seguintes, fez com que este campo se tornasse um importante instrumento de diagnóstico para a medicina clínica. Com o aumento da resolução das técnicas, foram definidas numerosas síndromes ou condições genéticas [6,10]. Embora a banda G ainda seja aceite como padrão de ouro para a análise citogenética, não é suficiente para identificar as anomalias inferiores a 3 Mb. Por conseguinte, é necessário desenvolver métodos mais sensíveis e mais aperfeiçoados [15]. Nos anos 80, através da combinação de técnicas citogenéticas e de genética molecular, foi estabelecida a técnica de hibridação in situ fluorescente (FISH), que se baseia na hibridação de sequências de ácidos nucleicos marcados com fluorescência em regiões cromossómicas específicas [12]. Ao utilizar a FISH, os citogeneticistas podem detetar e mapear anomalias cromossómicas que envolvem pequenos segmentos de ADN. Outra vantagem importante da FISH é o facto de permitir a análise de núcleos de células que não se dividem, em contraste com as técnicas citogenéticas convencionais que são realizadas com células em divisão. Através da utilização de diferentes tipos de sondas para sequências-alvo, a FISH proporciona uma vasta gama de aplicações tanto na clínica como na investigação [12,16].

Com a melhoria dos sistemas ópticos e da microscopia de fluorescência, foi estabelecido um grande número de abordagens avançadas com base nos métodos FISH, por exemplo, SKY (spectral karyotyping FISH), M-FISH (multicolor FISH) [17,20].

Posteriormente, as técnicas de FISH evoluíram para ensaios de todo o genoma. A hibridação genómica comparativa baseia-se na hibridação competitiva do ADN do doente e do ADN de controlo normal hibridizados numa lâmina metafásica normal [9]. Na CGH em matriz, a substituição dos cromossomas metafásicos por um grande número de clones imobilizados em lâminas de vidro padrão, que são o alvo da CGH, aumentou significativamente a resolução do rastreio de desequilíbrios genómicos [19]. Atualmente, a evolução das técnicas citogenéticas tende para abordagens baseadas na sequenciação do genoma [5,24].

No presente capítulo, serão revistas as técnicas e aplicações mais comuns da citogenética, da citogenética molecular e da análise do genoma.

2. Métodos citogenéticos

A análise citogenética é mais bem estudada nos cromossomas metafásicos, que podem ser obtidos em células com capacidade de proliferação, como os glóbulos brancos e as células da medula óssea, os fibroblastos e os amniócitos. Para obter cromossomas metafásicos, todas as células são cultivadas. O período de cultura varia de um dia a várias semanas, consoante o tipo de tecido. Embora a seleção das células a examinar e os métodos de cultura a utilizar dependam da suspeita clínica, o sangue periférico e o método de cultura de curta duração são normalmente utilizados para a análise dos cromossomas da rutina. No entanto, em condições diferentes, são necessários tecidos e métodos de cultura diferentes. Por exemplo, em doentes com leucemia, as células da medula óssea são mais adequadas para a análise cromossómica. Os amniócitos são recolhidos por amniossíntese e cultivados a longo prazo para diagnóstico pré-natal. As células em divisão são detidas em metáfase com inibidores da mitose, como a colchicina. As outras etapas cruciais são o tratamento hipotónico, geralmente com KCl, para libertar os cromossomas, e a fixação, geralmente com a solução de Carnoy. Em seguida, os cromossomas são espalhados em lâminas e corados por vários métodos de bandeamento, e analisados por microscopia [1,14].

Quando os cromossomas são tratados com alguns agentes e corantes, apresentam um padrão de bandas. Os padrões de bandas únicos permitem identificar os cromossomas individualmente ou a coloração selectiva de regiões cromossómicas distintas para diagnosticar aberrações cromossómicas, incluindo quebra, perda, duplicação, translocação ou segmentos invertidos [1].

Uma série de tratamentos cromossómicos diferentes produz uma série de padrões de bandas: Bandas Q, bandas G, bandas R, bandas C, bandas NOR [1].

2.1. Banda Q

O primeiro método de bandeamento, o Q-banding (Caspersson et.al, em 1968) gerou bandas brilhantes e baças utilizando um corante de fluoresceína, a qiunacrina [4]. As bandas Q reflectem a distribuição de sequências de ADN relativamente ricas em AT (bandas brilhantes) e GC nos cromossomas metafásicos. Também é possível detetar eucromatina ou heterocromatina através de bandas Q. As bandas Q são especialmente úteis para distinguir o cromossoma Y humano e vários polimorfismos cromossómicos que envolvem satélites e centrómeros de cromossomas específicos [1,4].

2.2. Banda G:

O bandeamento G ou bandeamento Giemsa foi desenvolvido em 1971 por Sumner et.al. [22] e tornou-se o método mais comummente utilizado na análise citogenética humana. As bandas G são obtidas por digestão dos cromossomas com enzimas proteolíticas como a tripsina (descritas como bandas GTG-G por tripsina usando Giemsa). As bandas Giemsa escuras e Giemsa claras surgem como resultado da coloração. As bandas G reflectem o padrão semelhante ao das bandas Q. As bandas Q brilhantes são coradas intensamente e aparecem como bandas G escuras, enquanto as regiões Q escuras são G claras [1].

As bandas G claras são ricas em GC e replicam-se precocemente. São regiões ricas em genes que contêm a maioria dos genes de manutenção. Ao contrário, as bandas G escuras são ricas em AT e replicam-se tardiamente. As bandas G são pobres em genes e contêm mais genes específicos dos tecidos [1,22].

O bandamento G permite a deteção de aberrações cromossómicas superiores a cerca de 5 a 10 Mb, com bandas de 400 e 550 nos cromossomas metafásicos. Um cromossoma masculino normal no cariograma apresentado na Figura 1.

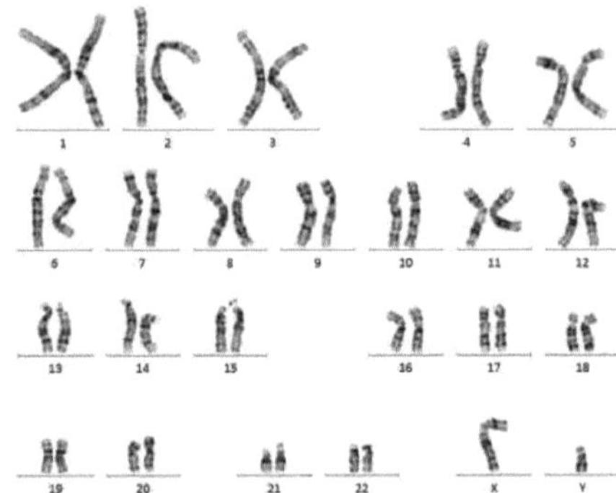

Figura 1: *Cariograma de cromossomas masculinos normais com banda G. (Cortesia do Laboratório de Citogenética da Universidade de Istambul, Faculdade de Medicina de Cerrahpasa, Departamento de Biologia Médica)*

2.3. Banda R

A formação de bandas reversas ou bandas R foi descoberta por Dutrillaux e Lejeune em 1971. As bandas R são produzidas pela incubação de lâminas em tampão fosfato quente e coradas com Giemsa. O padrão das bandas R é inverso ao das bandas G. As regiões ricas em AT são desnaturadas seletivamente pelo calor, deixando intactas as regiões ricas em GC. O padrão de bandas R é útil para analisar a estrutura das extremidades dos cromossomas, uma vez que estas áreas se coram normalmente de forma clara com o padrão de bandas G [1,6].

2.4. Banda C

O C-banding é um método de coloração selectiva que cora especificamente a heterocromatina constitutiva. A heterocromatina constitutiva contém ADN satélite, que é constituído por um grande número de sequências curtas repetidas em tandem e está localizado nas regiões centroméricas. A heterocromatina constitutiva está presente nas regiões pericentroméricas (constrições secundárias) dos cromossomas 1, 9 e 16 e no braço longo do cromossoma Y. Estas regiões são altamente variáveis e apresentam polimorfismo, que é especialmente designado por heteromorfismo. As bandas C são produzidas pelo tratamento dos cromossomas com ácido e, subsequentemente, com álcali, sendo depois corados com Giemsa. As bandas escuras representam os centrómeros e as regiões heteromórficas [6,21,23] (Figura 2).

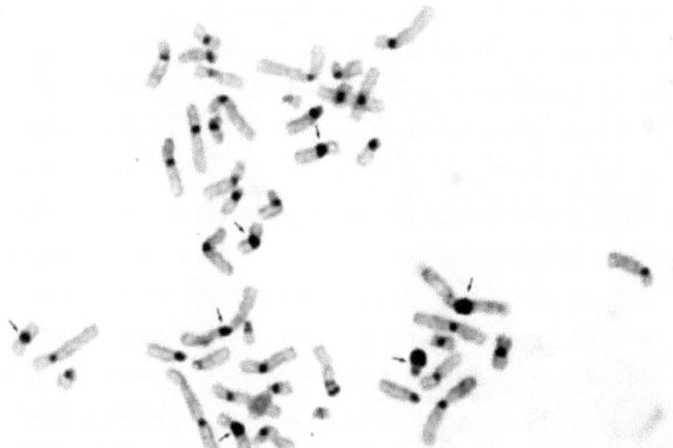

Figura 2: *Um exemplo de metáfase com banda C. (Cortesia do Cytogenetic Laboratory, Universidade de Istambul, Faculdade de Medicina de Cerrahpasa, Departamento de Biologia Médica)*

2.5. Faixa NOR

A coloração NOR é utilizada para visualizar as regiões organizadoras nucleolares (NORs) que estão localizadas nos braços curtos dos cromossomas acrocêntricos (cromossomas 13, 14, 15, 21 e 22). São constituídas por sequências de ADN ou genes para ARN ribossómico que são corados seletivamente por métodos de prata. A coloração Ag-NOR reflecte a atividade transcricional das NORs [1,21,23] (Figura 3).

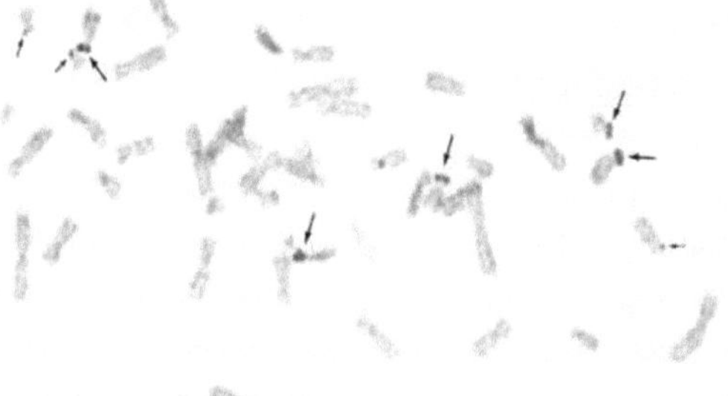

Figura 3: *Um exemplo de metáfase corada por AgNOR. (Cortesia do Cytogenetic Laboratory, Universidade de Istambul, Faculdade de Medicina de Cerrahpasa, Departamento de Biologia Médica)*

A banda G padrão produz 400 a 500 bandas que correspondem a uma resolução de 5 a 10 Mb. Assim, é insuficiente para detetar pequenas deleções e duplicações. A fim de aumentar a resolução das bandas, são utilizados cromossomas em prometáfase para a análise cromossómica. Os bloqueadores mitóticos, como a timidina, são utilizados para deter os cromossomas na fase inicial da mitose. A análise de bandas de alta resolução é útil para detetar pequenos rearranjos ou microdeleções e duplicações na gama de tamanhos de 2 a 3 Mb [25].

Na figura 4 são apresentados exemplos de metáfases com diferentes níveis de bandas.

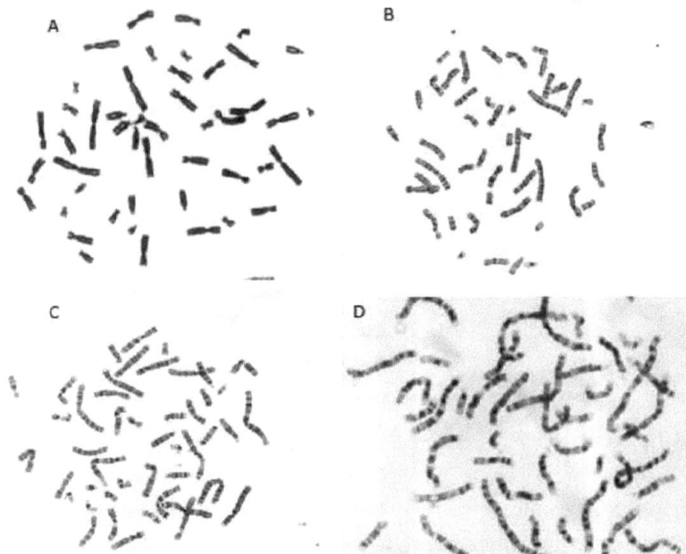

Figura 4: *A) Metáfase sólida (sem bandas) B, C, D) Metáfases com níveis de bandas de 400, 550 e 700, respetivamente. (Cortesia do Cytogenetic Laboratory, Universidade de Istambul, Faculdade de Medicina de Cerrahpasa, Departamento de Biologia Médica)*

3. Métodos de citogenética molecular

Os métodos de citogenética molecular foram desenvolvidos com base na técnica de hibridação in situ (ISH), que foi utilizada pela primeira vez em 1969 por Gall e Pardue e John et al. O ADN de cadeia simples marcado radioactivamente ou o ARN complementar foram utilizados como sondas para a hibridação in situ de preparações citológicas desnaturadas, sendo possível identificar e localizar sequências específicas de ácidos nucleicos no interior das células ou nos cromossomas [7,8]. Langer et al. (1981) melhoraram a ISH com o desenvolvimento de uma técnica que envolve a utilização de uma sonda não radioactiva (como a biotina) para marcação indireta através da tradução por "nick". A marcação fluorescente com avidina ou estreptavidina foi aplicada para a visualização da hibridação [11]. Subsequentemente, os métodos de hibridação in situ por fluorecência (FISH) foram melhorados através do desenvolvimento de moléculas fluorescentes que conduziram a uma sonda direta e indireta marcada com fluorescência, ligando-se a bases de ADN.

3.1. Hibridização in situ por fluorescência (FISH)

A Hibridação In Situ por Fluorescência (FISH) é uma técnica utilizada para detetar e localizar a presença ou ausência de sequências de ADN específicas em células e tecidos. O princípio básico da FISH é a hibridação de uma sonda de ADN marcada com alvos citológicos, como cromossomas metafásicos ou núcleos interfásicos [16].

O ADN da sonda tem de ser marcado com um nucleótido conjugado com fluoresceína (marcação direta) e/ou um hapteno não fluorescente (marcação indireta), e a sonda é primeiro desnaturada e pré-hibridizada com ADN repetitivo não marcado. Normalmente, aplica-se um pré-tratamento enzimático a lâminas que contêm cromossomas em metafase ou núcleos em interfase para remover o citoplasma e melhorar a acessibilidade à sonda. Após o pré-tratamento, tanto o ADN alvo como a sonda são desnaturados por aquecimento ou por produtos químicos. A sonda desnaturada é aplicada ao ADN-alvo desnaturado e hibridizada a 37 °C. O tempo de hibridação varia consoante a sonda utilizada. Efectuam-se lavagens pós-hibridação para remover da lâmina o ADN de cadeia simples não ligado e o ADN não específico ligado. Aplica-se a solução de coloração de contraste anti-desbotamento (DAPI) e adiciona-se a lamela. Os sinais de FISH são examinados utilizando microscopia de epifluorescência com filtros adequados [13].

As sondas FISH foram geradas utilizando clones de ADN obtidos por tecnologia de ADN recombinante. O Projeto Genoma Humano proporcionou uma grande vantagem para servir sequências de ADN específicas para criar sondas de FISH sensíveis [12,13].

Fluorescence In Situ Hybridization (FISH)

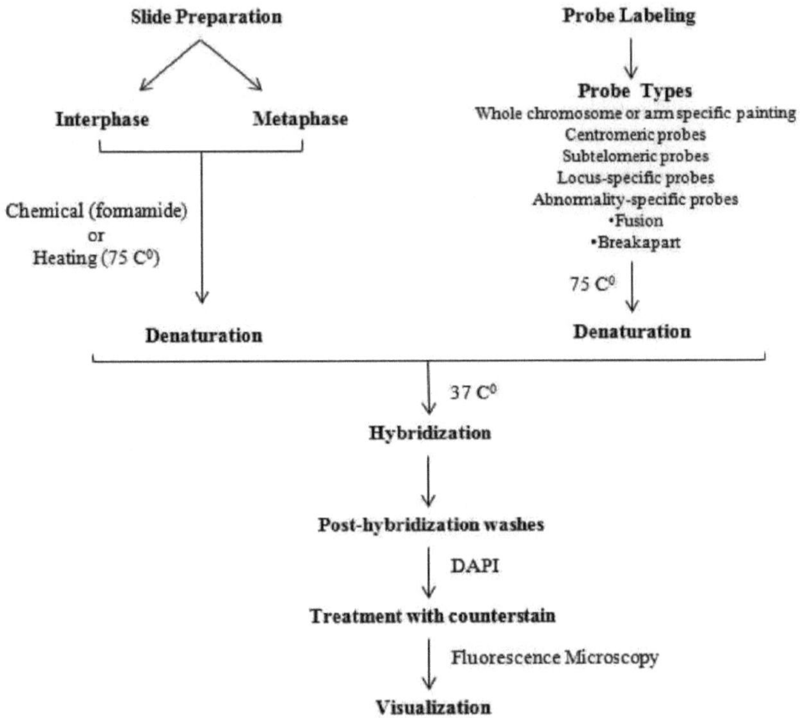

Figura 5: *Protocolo geral para FISH*

Existem diferentes tipos de sondas de FISH, incluindo sondas específicas do locus (por exemplo, síndromes de microdeleção), sondas de pintura cromossómica completa ou sondas específicas do braço, sondas de ADN repetitivo (por exemplo, sondas centroméricas alfa-satélite, sondas subteloméricas), sondas de fusão de genes (por exemplo, BCR/ABL em t(9;22) na LMC) e sondas de separação (por exemplo, MYC em rearranjos 8q24 no linfoma de Burkitt). A seleção da sonda baseia-se na região correspondente do genoma e na suspeita de anomalia [12,16].

Embora esteja disponível uma gama de sondas comerciais para estudos clínicos e de investigação, as sondas FISH podem ser geradas utilizando a triagem ou microdissecção cromossómica e a DOP-PCR (PCR com oligonucleótidos degenerados) [13,16].

A metodologia de FISH permite a deteção de sequências específicas não só em espalhamentos metafásicos, mas também em núcleos interfásicos, proporcionando uma ferramenta poderosa para uma deteção rápida e sensível de anomalias cromossómicas. A FISH é uma técnica útil para o diagnóstico pré-natal e pós-natal e para a genética do cancro. A FISH pode ser aplicada para identificar anomalias genéticas como microdeleções, aneuploidias, rearranjos crípticos, fusões de genes específicos ou cromossomas marcadores. A FISH é uma técnica poderosa para aplicações de investigação, como o mapeamento de genes ou a identificação de novos oncogenes ou aberrações genéticas que contribuem para vários cancros [12,16].

A FISH interfásica fornece resultados rápidos e sensíveis para o diagnóstico pré-natal, imediatamente antes da cariotipagem das células em cultura. A capacidade das técnicas de FISH para efetuar o diagnóstico ao nível de uma única célula é muito útil para o diagnóstico genético pré-implantação de aneuploidias e suspeitas de rearranjos cromossómicos [2,16].

É sabido que aberrações cromossómicas específicas estão presentes em vários cancros.

Estas aberrações são importantes para o diagnóstico e a progressão da doença. A complexidade da obtenção e análise de cromossomas em células cancerosas faz com que a FISH interfásica seja um método útil para detetar aberrações relacionadas com o cancro. A FISH interfásica também pode ser aplicada em exames histopatológicos de tumores sólidos. Por exemplo, a amplificação do gene her2 no cancro da mama pode ser investigada utilizando secções incluídas em parafina [2].

Posteriormente, foram desenvolvidas várias abordagens avançadas com base nos métodos de FISH, por exemplo, M-FISH (FISH multicolor) ou SKY (cariotipagem espetral), fiber-FISH, Q-FISH (FISH quantitativo), COBRA-FISH (combined binary ratio labelingFISH), cenM-FISH (M-FISH específico do centrómero) e outras abordagens de FISH modificadas [13,17,20].

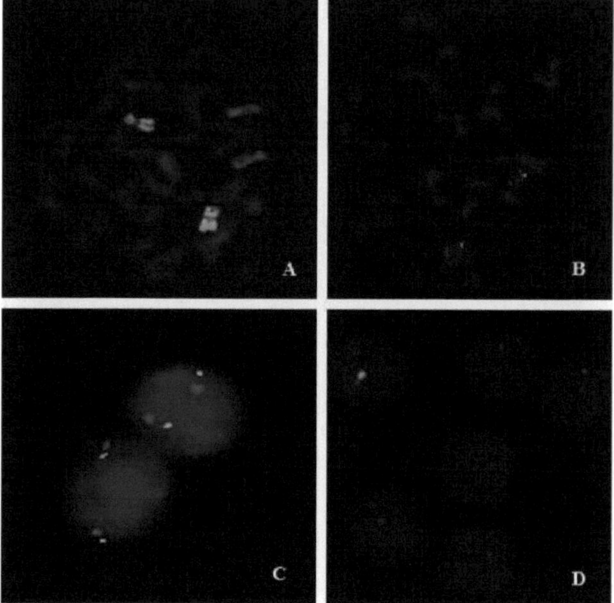

Figura 6: *Exemplos de FISH com diferentes sondas: A) Pintura de todo o cromossoma para o cromossoma 7 (verde) e 9 (vermelho). B) Sondas específicas do locus para 5p15.31 (verde) e 5q31.2 (vermelho). C) FISH interfásico com sonda p53 específica do locus em 17p13.1 (vermelho) e sonda de controlo para o centrómero 17 (verde). D) FISH interfásico com sondas de centrómero*

para os cromossomas X (verde) e Y (vermelho). (Cortesia do Cytogenetic Laboratory, Universidade de Istambul, Faculdade de Medicina de Cerrahpasa, Departamento de Biologia Médica)

3.2. Cariotipagem espetral e M-FISH

M-FISH, SKY e COBRA-FISH são abordagens avançadas de FISH para a análise de cromossomas completos. A base destes métodos é a hibridação dos 24 cromossomas humanos com sondas de pintura cromossómica completa (wcp) marcadas com combinações de cores diferentes de 4 a 7 corantes de fluorescência e a visualização de cada cromossoma com uma cor diferente. As 24 combinações de cores necessárias podem ser obtidas através de uma marcação combinatória ou de um rácio. Para a obtenção de imagens dos cromossomas, é necessária uma câmara CCD (charge-coupled device) e um programa de software [17,20].

As técnicas de bandas multicolores têm sido aplicadas como análise citogenética molecular de alta resolução.

A SKY/M-FISH é particularmente útil no mapeamento de pontos de quebra cromossómicos, na deteção de translocações subtis, na identificação de cromossomas marcadores, de regiões de coloração homogénea e de cromossomas duplamente diminutos, e na caraterização de rearranjos complexos [17,20].

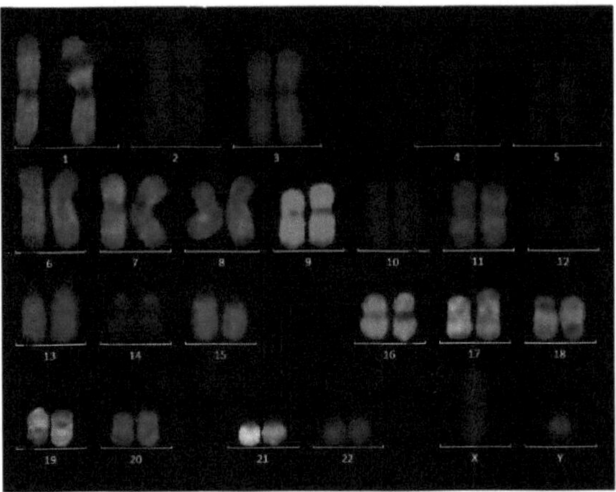

Figura 7: *FISH multicolor (m-FISH) mostrando o cromossoma derivado 15 originado pela translocação dos cromossomas 15 e 17 (der(15)t(15;17)) [Cortesia de MetaSystems]*

4. Métodos de análise do genoma

Os métodos de FISH provaram ser vantajosos em muitos aspectos, mas estão limitados a sequências-alvo e não a uma perspetiva genómica completa. Apesar de as técnicas M-FISH/SKY oferecerem a apresentação simultânea de todos os 24 cromossomas humanos diferentes com uma única hibridação, a sua utilização clínica pode ser limitada devido ao custo demasiado elevado do equipamento e das sondas. Além disso, não só requerem cromossomas metafásicos de boa qualidade, como também são insuficientes para discriminar rearranjos estruturais intracromossómicos [5,12].

Estes problemas levaram ao desenvolvimento de uma variação da FISH denominada hibridação genómica comparativa (CGH).

4.1. CGH e arrayCGH

A hibridação genómica comparativa (CGH), descrita pela primeira vez por Kallioniemi et al. (1992) para detetar desequilíbrios genómicos em células tumorais [9]. Tem sido uma ferramenta altamente eficiente para efetuar o rastreio de alterações do número de cópias cromossómicas em todo o genoma através de uma única experiência. A CGH baseia-se na comparação do ADN genómico dos doentes com o ADN normal de controlo. Para a CGH, o ADN de teste é extraído diretamente da amostra de teste e marcado de forma diferente do ADN de controlo normal, por exemplo, o ADN de teste com um fluorocromo vermelho e o ADN de controlo com um fluorocromo verde, e co-hibridizado com metáfase normal [9,13,16].

Subsequentemente à hibridação competitiva do ADN de controlo e do ADN de teste, a razão entre as intensidades de fluorescência é determinada por varrimento ao longo de cada cromossoma. Uma predominância da cor do ADN de teste indica um ganho de material genético, enquanto uma predominância da cor do ADN de controlo indica uma perda [9].

A CGH tem vantagem sobre os métodos FISH convencionais, particularmente na citogenética do cancro, devido à necessidade de utilizar apenas ADN de células tumorais em vez de cromossomas metafásicos para análise. As alterações do número de cópias podem ser detectadas utilizando a CGH, mas a resolução é ligeiramente superior (>3 Mb) à das técnicas citogenéticas convencionais e o método requer muito esforço e tempo [2,9,16].

Mais recentemente, a CGH foi combinada com a tecnologia de microarray, designada por array-CGH (aCGH). Na aCGH, as sequências de ADN colocadas em lâminas em vez de cromossomas metafásicos são utilizadas como alvos para hibridação. Os rácios entre os genomas marcados são comparados com imagens de computador e análise de software [19].

A CGH em matriz é útil para a análise de cromossomas inteiros, porções de cromossomas, regiões específicas e todo o genoma. As aplicações da aCGH incluem a determinação das variações do número de cópias de tumores e a identificação de anomalias cromossómicas constitucionais [2,19].

A CGH em matriz oferece várias vantagens em relação à análise citogenética convencional e à FISH. A CGH em matriz pode ser altamente abrangente, sensível e rápida, com uma resolução muito elevada [19].

Os clones BAC, fragmentos de cDNA de pequenas dimensões, produtos de PCR e oligonucleótidos são utilizados como alvos para aCGH. Utilizando estes alvos, a matriz pode ser concebida para todo o genoma ou um cromossoma, ou um segmento de cromossoma ou diferentes sequências em diferentes cromossomas ao mesmo tempo. Além disso, a resolução da aCGH foi melhorada até ao nível dos nucleótidos através de matrizes de polimorfismo de nucleótido único (matrizes SNP) [24].

Apesar de todas as suas vantagens, tanto o CGH como o aCGH são insuficientes para detetar anomalias equilibradas, tais como translocações recíprocas e robertsonianas ou inversões que têm alterações de ordem e não de número de cópias do material genético.

Comparative Genomic Hybridization (CGH)

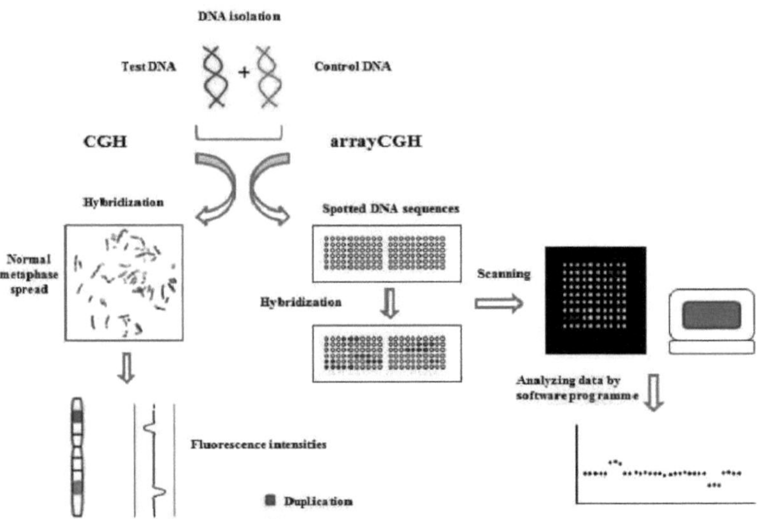

Figura 8: *Esquema dos protocolos de hibridação genómica comparativa (CGH). O ADN de teste é extraído diretamente da amostra de um doente, por exemplo, um tecido tumoral. O ADN de teste e* o ADN de controlo normal são marcados com diferentes fluorocromos. Neste exemplo, o ADN de teste é marcado com o fluorocromo vermelho, enquanto o ADN de controlo com a é marcado com o fluorocromo verde. Na CGH convencional, a mistura destas amostras de ADN é hibridizada em metáfase normal e a razão das intensidades de fluorescência de cada cromossoma é medida. O aumento da fluorescência vermelha representa um aumento do número de cópias de ADN (duplicação) na amostra de teste, ao passo que o aumento da fluorescência verde indica uma diminuição do número de cópias (deleção). No array-CGH, o alvo da hibridação é uma matriz constituída por sequências de ADN marcadas. Após a leitura dos sinais de fluorescência pelo scanner de microarray, os dados são analisados por um programa informático que cria um gráfico.

Referências

1. Barch, MJ; Knutsen, T; Spurbeck, JL. *The AGT Cytogenetics Laboratory Manual,* 3ª Ed. Philadelphia, Lippincott-Raven Publishers USA, 1997.
2. Bishop R. "Applications of fluorescence in situ hybridization (FISH) in detection genetic aberrations of medical significance" (Aplicações da hibridação in situ por fluorescência

(FISH) na deteção de aberrações genéticas de importância médica). In: *Bioscience Horizons,* 2010,3(1), pp. 85-95.

3. Caspersson, T; Zech, L; Johansson, C. "Differential banding of alkylating fluorochromes in human chromosomes". In: *Experimental cell research,* 1970, 60(3), pp. 315-319.
4. Caspersson, T; Castleman, KR; Lomakka, G, et al. "Automatic karyotyping of quinacrine mustard stained human chromosomes" (Cariotipagem automática de cromossomas humanos corados com mostarda quinacrina). In: *Experimental cell research,* 1971,67(1), pp. 233-235.
5. Durmaz, AA; Karaca, E; Demkow, U, et al. "Evolution of Genetic Techniques: Past, Present, and Beyond". In*: BioMed Research International* 2015.
6. Ferguson-Smith, MA. "História e evolução da citogenética". In: *Molecular Cytogenetics,* 2015; 8. Disponível em: http://www.ncbi.nlm.nih.gov/ pmc/ articles/ PMC4373004.
7. Gall, JG; Pardue, ML. "Formação e deteção de moléculas híbridas RNA-DNA em preparações citológicas". In: *Proceedings of the National Academy of Sciences,* 1969, 63(2), pp. 378-383.
8. John, HA; Birnstiel, ML; Jones KW. "Híbridos de RNA-DNA a nível citológico". In: *Nature,* 1969; 223, pp.582-587.
9. Kallioniemi, A; Kallioniemi, OP; Sudar D. "Comparative genomic hybridization for molecular cytogenetic analysis of solid tumors" (Hibridação genómica comparativa para análise citogenética molecular de tumores sólidos). In: *Science,* 1992, 258(5083), pp. 818-821.
10. Kannan, TP e Zilfalil, BA. "Citogenética: passado, presente e futuro". In: *Malaysian Journal of Medical Sciences,* 2009; 16(2), pp. 4-9.
11. Langer, PR; Waldrop, AA; Ward, DC. "Síntese enzimática de polinucleótidos marcados com biotina: novas sondas de afinidade de ácido nucleico". In: *Proceedings of the National Academy of Sciences,* 1981,78(11), pp. 6633-6637.
12. Levsky, JM; Singer, RH. "Hibridação in situ por fluorescência: passado, presente e futuro". In: *Journal of Cell Science,* 2003; 116, pp. 2833-2838.
13. Liehr, T (ed): *Fluorescence In Situ Hybridization (FISH). Guia de aplicação.* Verlag Berlin Heidelberg, 2009, Springer.
14. Miller, OJ; Therman E. *Human Chromosomes*, 4ª Ed. Verlag, New York, Inc. 2001, Springer.
15. Nussbaum, RL; McInnes, RR; Willard, HF. *Thompson Genetics in Medicine* 8th ed, Canadá, 2016, Elsevier.
16. Riegel, M. "Human molecular cytogenetics: Das células aos nucleótidos". In: *Genética e Biologia Molecular* 2014; 37(1), pp.194-209
17. Schrock, E; Manoir, Sd; Veldman, T et al. "Multicolor spectral karyotyping of human chromosomes". In: *Science,* 1996; 273(5274), pp. 494-497.
18. Shaffer, LG: Bejjani, BA. "A perspetiva de um citogeneticista sobre microarrays genómicos". In: *Human Reproduction Update,* 2004; 10(3), pp. 221-226.
19. Solinas-Toldo, S; Lampel, S; Stilgenbauer, S, et al. "Matrix-based comparative genomic hybridization: biochips to screen for genomic imbalances". In: *Genes, Chromosomes and Cancer,* 1997; 20(4), pp. 399407.
20. Speicher, MR; Ballard, SG; Ward, DC. "Cariotipagem de cromossomas humanos por FISH multifluor combinatório". In: *Nature Genetics,* 1996; 12(4), pp. 368-375.
21. Speicher, MR; Antonarakis, SE; Motulski AG (Eds): *Vogel and Motulsky's Human Genetics. Problems and Approaches*, 4th Ed. Verlag Berlin Heidelberg, 2010, Springer.

22. Sumner, AT; Evans, HJ; Buckland RA. "Nova técnica para distinguir entre cromossomas humanos". In: *Nature*, 1971; 232(27), pp. 31-32.
23. Ulutin, T; Deviren, A (Ed): *Temel Genetik Ders Kitabi.* Istambul 2009, Istanbul Universitesi Basim ve Yayinevi.
24. Wiszniewska, J; Bi W; Shaw, C et al. "Combined array CGH plus SNP genome analyses in a single assay for optimized clinical testing". In: *European Journal of Human Genetics,* 2014; 22(1), pp. 79-87.
25. Yunis JJ. "Alta resolução dos cromossomas humanos". In: *Science.* 1976; 191(4233), pp. 1268-1270.

FISH (HIBRIDAÇÃO IN SITU POR FLUORESCÊNCIA) COMO FERRAMENTA PARA OS TUMORES MALIGNOS HEMATOLÓGICOS

R. Dilhan KURU

Universidade de Istambul, Faculdade de Medicina de Cerrahpa§a, Departamento de Biologia Médica, Istambul-Turquia

Resumo: As anomalias cromossómicas constituem critérios importantes para o diagnóstico de tumores hematopoiéticos, para a escolha da terapêutica e para a monitorização da resposta à terapêutica. A técnica FISH tem sido utilizada tanto na investigação como no diagnóstico por laboratórios clínicos. O ensaio FISH interfásico (i FISH) é utilizado para a deteção de um grande número de núcleos sem a cultura de células. É também benéfico em amostras com um baixo índice mitótico em doenças malignas hematológicas. Existem quatro tipos de sondas bicolores disponíveis no mercado para o diagnóstico de neoplasias malignas. Estas sondas incluem: de enumeração, de fusão, de separação e de painel. Todas estas sondas de FISH podem detetar anomalias do número de cromossomas, mas também podem identificar rearranjos crípticos e deleções não visíveis na análise citogenética convencional. A M-FISH e a SKY, a CGH e a arrayCGH, como parte das novas tecnologias de FISH, são utilizadas para a investigação de alterações genómicas em vários tumores hematológicos malignos.

Palavras-chave: Doenças hematológicas malignas, iFISH, sonda de enumeração, sonda de fusão, sonda de separação, painel de sondas

1. Introdução

A classificação dos tumores dos tecidos hematopoiéticos e linfóides da Organização Mundial de Saúde (OMS) salienta a importância das anomalias cromossómicas para um diagnóstico preciso, tratamento adequado e monitorização da resposta à terapêutica.

Os tumores malignos desenvolveram-se através de uma variedade de mecanismos, incluindo a inativação de genes supressores de tumores, a ativação de oncogenes e a instabilidade genómica geral. [12] A leucemia é um distúrbio clonal heterogéneo das células estaminais e progenitoras hematopoiéticas, caracterizado por várias aberrações genéticas adquiridas.

As anomalias cromossómicas fornecem critérios importantes para a classificação dos tumores hematopoiéticos e constituem a base para a terapia orientada. [11]

A técnica FISH tem sido utilizada tanto na investigação como no diagnóstico por laboratórios clínicos. O ensaio FISH é conhecido como o padrão de ouro para a deteção de várias aberrações cromossómicas e, por conseguinte, desempenha um papel importante na escolha de uma terapia orientada para várias leucemias. O FISH é um ensaio de elevada sensibilidade, especificidade e rapidez. Foram concebidos conjuntos de sondas FISH específicos para a deteção de anomalias cromossómicas em diferentes patologias; estas incluem anomalias constitucionais e numerosas aberrações morfológicas associadas ao cancro. A FISH era uma técnica poderosa com numerosas aplicações, tendo ganho aceitação geral como ferramenta de laboratório clínico . [1,8,20]

A utilidade da FISH na análise cromossómica foi separada em aplicações em metafase e interfase. As sondas FISH podem ser hibridizadas em células em interfase e metafase da divisão celular. A FISH interfásica (iFISH) permite a deteção de um grande número de núcleos sem cultura celular. É também benéfica em amostras com um índice mitótico baixo[21].

2. Malignidades hematológicas

Foram identificadas várias translocações cromossómicas recorrentes e outras anomalias genéticas em doenças malignas hematológicas e linfomas. O rearranjo de um gene específico é conhecido na maioria destas translocações. Clinicamente, a identificação de translocações cromossómicas específicas, rearranjos de genes e outras anomalias cromossómicas, tais como aneuploidia significativa e perda de uma região cromossómica associada a doenças hematológicas, não é apenas diagnóstica, mas também importante para determinar um plano terapêutico, monitorizar o tratamento e prever o prognóstico. Por isso, são indicadores importantes para o seu diagnóstico e prognóstico.

A aneuploidia cromossómica é extremamente comum no cancro e pode ser um evento primário ou secundário. Os ganhos cromossómicos (totais ou parciais) resultam tipicamente na sobre-expressão de um oncogene. O iFSH é cada vez mais utilizado para a identificação destas células anómalas em doentes com leucemia, em que a qualidade das metáfases é muitas vezes inferior. [7,1 7, 18]

O primeiro oncogene descoberto como base etiológica direta de uma doença maligna, o gene de fusão BCR/ABL por t(9;22) na leucemia mieloide crónica (LMC), resulta numa atividade desregulada da tirosinase, que pode ser tratada com o inibidor da tirosina quinase Imatinib. t(9;22) também existe em subgrupos de LMA e LLA. A translocação cromossómica t (15; 17) na leucemia promielocítica (LPA, LMA-M3) funciona de forma semelhante, gerando a nova proteína de fusão PML/RARa, e o ATRA (ácido alltrans retinóico) oferece uma terapia eficaz para a LPA, suprimindo especificamente as actividades oncogénicas da proteína de fusão PML/RARa. [11]

As outras anomalias cromossómicas mais comuns visadas pela FISH incluem: t(8;21) ou inv(16) num subgrupo de leucemia mieloide aguda (LMA), anomalias do cromossoma 14 na leucemia linfocítica T (LPT) e t(12;21) na LLA, iso(7q) no linfoma hepatoesplénico de células T, t(11;14) no linfoma de células do manto, t(14;18) no linfoma folicular, t(11;18) e novamente t(14;18) no linfoma da zona marginal (linfoma MALT), t(2;5) no linfoma anaplásico de grandes células (ALCL), t(8;14), t(2;8) e t(8;22) no linfoma de Burkitt, del(13q), del(11q) e del(17p) na LBC, deleção críptica em 4q12 associada a rearranjo na leucemia eosinofílica crónica (LEC) ou mastocitose sistémica com eosinofilia. del(5q) , -7/del(7q) e del(20q) na SMD, e del(13q), t(11;14), e del(17p)*TP53* no mieloma múltiplo (MM). [3,9,11]

2.1. Aplicações das técnicas de FISH em doenças hematológicas malignas

As diferentes e novas tecnologias de FISH podem ser tratadas como iFISH, CGH, fiber-FISH e FISH multicolor. Estas tecnologias têm vantagens e aplicações específicas. [15]

2.1.1. FISH interfásico (iFISH)

A análise interfásica pode ser efectuada para o rastreio de rearranjos cromossómicos específicos ou de anomalias numéricas associadas a doenças malignas hematológicas em suspensões fixas de células da medula óssea e em esfregaços de medula óssea ou de sangue. [18]

Para aplicações clínicas e de investigação em doenças malignas hematológicas, existe atualmente uma grande variedade de sondas de ADN disponíveis comercialmente. Foram produzidas sondas que identificam parte de cromossomas, centrómeros, genes e partes de genes. As sondas específicas para centrómeros e locus de cor dupla e as sondas multicoloridas são utilizadas para a investigação de cancros. Estas sondas FISH podem detetar anomalias no número de cromossomas, mas também podem detetar rearranjos e deleções crípticas não visíveis na análise citogenética convencional.

Existem quatro tipos de sondas bicolores disponíveis no mercado:

a. Enumerar ou contar sondas
b. Sondas de fusão
c. Sondas de separação
d. Painéis

a. Enumerar sondas

O princípio da sonda de enumeração ou contagem é útil para contar o número de um determinado locus ou de um cromossoma inteiro dentro da célula. As sondas de contagem são utilizadas para detetar ganhos ou perdas de cromossomas inteiros ou deleções e duplicações de genes envolvidos em doenças malignas. As sondas FISH bicolores para aneuploidias e deleções são mais amplamente utilizadas na investigação de neoplasias malignas hematopoiéticas (ver *Fig. 1),* sendo também úteis para detetar deleções crípticas que não podem ser detectadas pela análise cromossómica metafásica convencional. [1,18] As sondas de enumeração comummente utilizadas nos tumores hematológicos malignos são apresentadas na *Tabela-1*.

Quadro 1: *Exemplos de sondas de ADN de enumeração disponíveis no mercado.*

Probe	Chromosome	Malignancies
13q14.3 Deletion	13q14.3	CLL,MM
ATM Deletion	11q22	CLL
D13S319 Deletion	13q14.2	CLL
Del(5q) Deletion	5q31.2	MDS, AML
Del(7q) Deletion	7q22, 7q31.2	MDS, AML
Del(20q) Deletion	20q12	MDS, AML
MYB Deletion	6q23.3	ALL, CLL
P16(CDKN2A) Deletion	9p21.3	ALL,L
P2RY8 Deletion	Xp22.33	ALL
P53 (TP53) Deletion	17p13.1	AML, CLL, L, MM
MYC Deletion	8q24	CLL
CKS1B/CDKN2C(P18) AMPLIFICATION/DELETION	1q21	MM

LLA; Leucemia Linfoblástica Aguda, LMA; Leucemia Mieloide Aguda, LMC; Leucemia Mieloide Crónica, LLC; Leucemia Linfocítica Crónica, MM; Mieloma Múltiplo, L; Linfoma, SMD; Síndrome Displásica Mieloide

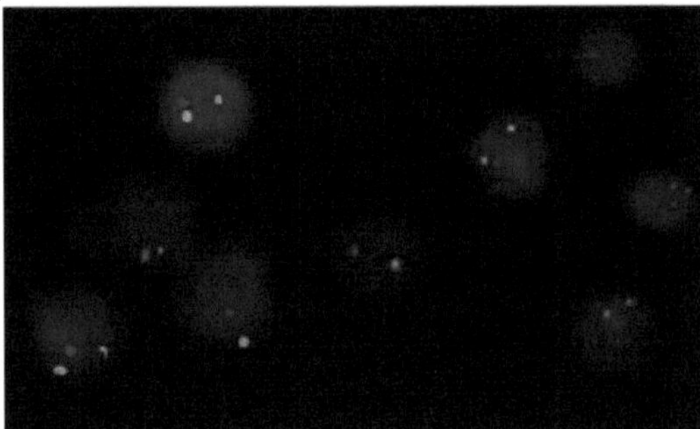

Figura 1: *Um exemplo de imagem de FISH da deleção 17p(TP53) de um caso de LLC. Sinal vermelho do gene p53 (17p13.1), sinal verde do centrómero 17. Dois* sinais *verdes e um vermelho* indicam deleção 17p, e um sinal vermelho e um verde indicam monossomia de 17 (Do arquivo da Universidade de Istambul, Faculdade de Medicina de Cerrahpasa, Departamento de Ciências Médicas, Divisão de Citogenética, dados não publicados).

b. Sondas de fusões

Estas sondas são um dos dois tipos de sonda FISH para a deteção de translocações em doenças malignas hematológicas. As sondas "dual color dual-fusion" têm sido utilizadas com frequência tanto na investigação como no diagnóstico. Uma sonda de fusão dupla de duas cores consiste num par de sondas marcadas com duas cores diferentes (fluorocromos), normalmente verde (por exemplo, FITC) e vermelho (por exemplo, Txred), direcionadas para regiões de ponto de quebra de translocação nos dois genes diferentes envolvidos numa translocação recíproca. Numa célula normal, existem dois sinais verdes e dois vermelhos que correspondem a dois loci separados.

Em contraste, quando há uma translocação, há um sinal verde e um vermelho (cromossoma normal) e dois sinais amarelos que indicam a fusão entre dois loci (a fluorescência amarela é o resultado da sobreposição entre os sinais verde e vermelho), resultando em dois sinais de fusão (ver *Fig. 2),* correspondentes aos dois cromossomas derivados. [22] As sondas de fusão habitualmente utilizadas em doenças hematológicas malignas são apresentadas no *Quadro 2.*

Quadro 2: *Exemplos de sondas de ADN de dupla fusão e dupla cor disponíveis no mercado*

Probes	**Translocation**	**Malignancies**
AML1/ETO	t(8;21)(q21.3;q22.12)	AML
BCR/ABL 1	t(9;22)(q34;q11)	ALL, AML, CML
CBFβ/MYH11	Inv(16)(p13.11q22.1)	AML
E2A/PBX1	t(1;19)(q22.3;p13.3)	ALL
IGH/BCL2	t(14;18)(q32.33;q21.33)	**CLL,L**
IGH/CCND1	t(11;14)(q11.33;q32.33)	MM, L, CLL
IGH/CCND3	t(6;14)(p21;q32.33)	CLL,MM
IGH/cMYC	t(8;14)(q21;q32.33)	L,ALL
IGH/FGFR3	t(4;14)(p16.3;q32.33)	MM
IGH/MAF	t(14;16)(q32.33;q23)	MM
IGH/MAFB	t(14;20)(q32.33;q12)	MM
IGH/MYEOV	t(11;14)(q13.3;q32.33)	MM
MLL/AFF1	t(4;11)(q21;q23)	ALL
MLL/MLLT1	t(11;19)(q23;q13.3)	ALL, AML
MLL/MLLT3	t(9;11)(p22;q23)	ALL, AML
MLL/MLLT4	t(6;11)(q27;q23)	ALL, AML
PML/RARα(RARA)	t(15;17)(q24.1;21.2)	AML,APL
TEL/AML1	t(12;21)(p13.2;q22.12)	ALL

LLA; Leucemia linfoblástica aguda, LMA; Leucemia mieloide aguda, LPA; Leucemia promielocítica aguda, LMC; Leucemia mieloide crónica, LLC; Leucemia linfocítica crónica, MM; Mieloma múltiplo, L; Linfoma

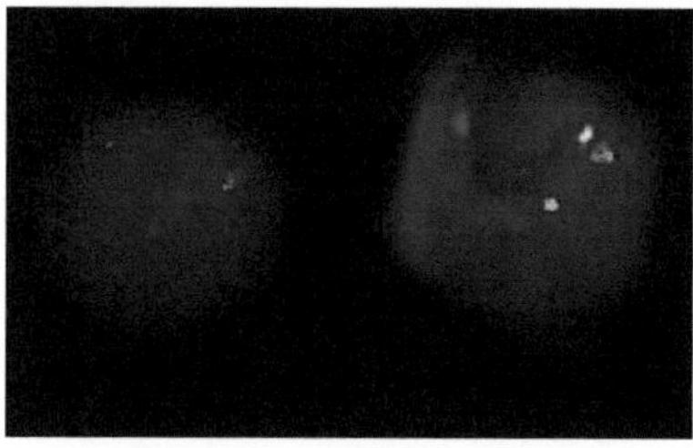

Figura 2: *Um exemplo de imagem de FISH de fusão t(8;21) de um caso de LMA. Sinal vermelho do gene AML1 (8q21.3), sinal verde do gene ETO (q22.12) e sinal amarelo do gene de fusão AML1/ETO (do arquivo da Universidade de Istambul, Faculdade de Medicina de*

Cerrahpasa, Departamento de Ciências Médicas, Divisão de Citogenética, dados não publicados).

c. sondas de separação

Estas sondas são outros dois tipos de sondas de FISH para a deteção de rearranjos em doenças hematológicas malignas. Um tipo de sonda "breakapart" pode ser mais útil para translocações que podem envolver múltiplos parceiros. Por exemplo, verificou-se que o gene MLL em 11q23 se funde com mais de 50 genes diferentes. As sondas de rearranjo split-apart de duas cores são essencialmente o inverso das sondas de fusão dupla. Consistem em duas sondas para duas sequências que flanqueiam o gene interrompido pelo rearranjo. O sinal de fusão (amarelo) é normal e os sinais verdes e vermelhos separados indicam translocação (ver *Fig. 3). [*1, 22] As sondas breakapart habitualmente utilizadas em doenças hematológicas malignas são apresentadas na *Tabela-3.*

Quadro 3: *Exemplos de sondas de ADN de rutura disponíveis no mercado*

Probe	**Chromosome**	**Malignancies**
AML1 (RUNX1)	21q22.12	AML, ALL
BCL6	3q27.3	L
cMYC (MYC)	8q24.21	L
CRLF2	Xp22.33	ALL
EVI1 (MECOM)	3q26.2	AML
IGH	14q32.33	ALL, CLL, M, L
E2A (TCF3)	19p13.3	ALL
IGK	2p11.2	L
IGL	22q11	L
MLL (KMT2A)	11q23.3	ALL, AML
PDGF	5q32	CML
RARα (RARA)	17q21	AML, APL
TCL1	17q32	ALL
TCRAD	14q11.2	ALL
TCRB (TRB)	7q34	ALL
TLX1	10q24	ALL
TLX3	5q35	ALL

LLA; Leucemia linfoblástica aguda, LMA; Leucemia mieloide aguda, LPA; Leucemia promielocítica aguda, LMC; Leucemia mieloide crónica, LLC; Leucemia linfocítica crónica, MM; Mieloma múltiplo, L; Linfoma

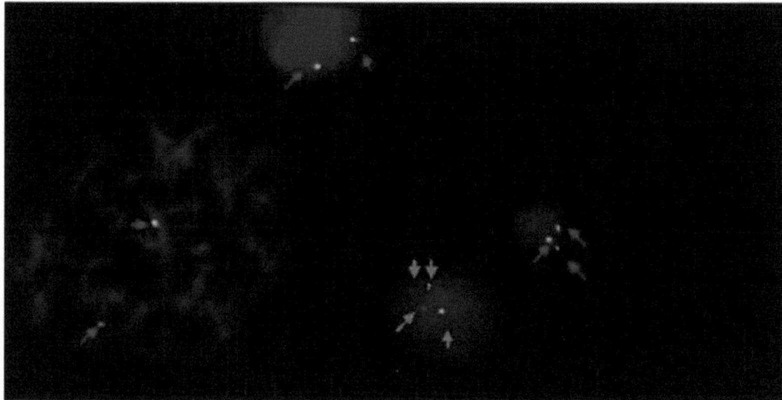

Figura 3; *Um exemplo de imagem de FISH de separação de MYC de um caso de LLA. A seta vermelha refere-se a sinais normais do gene MYC, a seta laranja refere-se a sinais separados (regulação no MYC) (do arquivo da Universidade de Istambul, Faculdade de Medicina de Cerrahpasa, Departamento de Ciências Médicas, Divisão de Citogenética).* [6]

c. Painéis

Os painéis foram concebidos para ajudar na deteção de aberrações cromossómicas, fornecendo assim informações críticas para o diagnóstico e prognóstico de doenças malignas hematológicas. Este sistema permite o rastreio de uma amostra de um doente relativamente a várias sequências de ADN numa única análise FISH. Os painéis hematológicos disponíveis no mercado atualmente utilizados incluem: Leucemia linfocítica aguda, LLA pediátrica, leucemia mielocítica aguda, leucemia mielocítica crónica, leucemia mielomonocítica crónica, leucemia linfocítica crónica, estados mielodisplásicos, linfoma não Hodgkin, mieloma múltiplo, linfoma de Burkitt. [2, 4,5,19]

2.1.2. Novas tecnologias FISH

As sondas WCP (whole chromosome painting) são as mais adequadas para a identificação de desequilíbrios genómicos nos cromossomas metafásicos, em especial os complexos arranjos cromossómicos observados em muitos cancros. Foram desenvolvidos dois tipos de sondas WCP: a FISH multicolor (M-FISH) e a cariotipagem espetral (SKY). Estas sondas foram desenvolvidas para pintar todos os cromossomas humanos com cores diferentes e podem também permitir a deteção simultânea de cada braço de todos os cromossomas humanos numa única hibridação. Nas neoplasias hematológicas, estas técnicas têm sido utilizadas para a identificação e caraterização de aberrações cromossómicas, e a sensibilidade e especificidade da cariotipagem a 24 cores dependem fundamentalmente da combinação de fluorocromos nos cromossomas envolvidos nos rearranjos. As técnicas M-FISH) e SKY combinam a análise citogenética, permitindo a identificação de cromossomas altamente rearranjados, como os cariótipos complexos. [14]

Um dos desenvolvimentos mais significativos da FISH foi a hibridação genómica comparativa

(CGH). Esta técnica é uma modificação da FISH bicolor quantitativa que utiliza o ADN genómico de a amostra em análise para gerar um mapa das alterações do número de cópias de ADN nos genomas tumorais, o que a torna uma ferramenta ideal para analisar desequilíbrios cromossómicos em material tumoral. A CGH tem sido utilizada na análise de tumores malignos hematológicos para a identificação de amplificações de alto nível, particularmente na leucemia linfocítica crónica e no linfoma não Hodgkin. [13]

Uma outra técnica nova é a hibridação genómica comparativa em matriz (aCGH). Os princípios da aCGH são semelhantes aos da CGH. A CGH em matriz tem sido utilizada com sucesso para investigar ganhos e perdas de número de cópias genómicas em várias doenças malignas hematológicas. [10,16, 23]

Referências

1. Bishop, R. "Aplicações da hibridação in situ por fluorescência (FISH) na deteção de aberrações genéticas de importância médica". In: *Bioscience Horizons,* 2010, 3 (1), pp 85-95.
2. Cady, FM; Muto, DN; Ciabeterri, G, et al. "Utility of Interphase FISH Panels for Routine Clinical Cytogenetic Evaluation of Chronic Lymphocytic Leukemiaand Multiple Myeloma". In: *Journal of the Association of Genetic Technologists,* 2003,30(3), pp. 77-81.
3. Chen, Z. "Marcadores citogenéticos moleculares relacionados com o prognóstico em doenças malignas hematológicas". In: *Jornal Mundial de Pediatria,* 2006; 2(4), pp. 252-259.
4. Cherry, A M.; Slovak, M L.; Campbell, L J., et al. "Uma amostra de sangue periférico (PB) produz os mesmos dados citogenéticos de diagnóstico e prognóstico que a medula óssea (BM) concomitante na mielodisplasia?" In: *Leukemia Research,* 2012, 36, pp. 832-840.
5. Coleman, J F.; Theil, K S.; Tubbs, R R., et al. "Diagnostic Yield of Bone Marrow and Peripheral Blood FISH Panel Testing in Clinically Suspected Myelodysplastic Syndromes and/or Acute Myeloid Leukemia A Prospective Analysis of 433 Cases" [Rendimento de diagnóstico da medula óssea e do painel de testes FISH de sangue periférico em síndromes mielodisplásicos clinicamente suspeitos e/ou leucemia mieloide aguda: uma análise prospetiva de 433 casos]. In: *American journal of clinical pathology*,2011, 135(6), pp. 915-920.
6. Eren Keskin, S; Qrakoglu, A; Kuru, R D et al. "Deteção de rearranjos do gene MYC por citogenética convencional e hibridação in situ fluorescente em doentes com casos de leucemia linfoblástica aguda". In: *Journal of Clinical and Experimental Investigations*, 2015; 6(1), pp. 21-26.
7. Fan, Y-S. "Citogenética molecular em medicina". In: *Methods in Molecular Biology, Molecular Cytogenetics: Protocolos e Aplicações*, 2002, 204, pp. 3-20.
8. Garimberti, E; Tosi, S. "Fluorescence in situ Hybridization (FISH) Basic Principles and Methodology". In: *Fluorescence in situ Hybridization (FISH) Protocols and Applications [Hibridação in situ por fluorescência (FISH) Protocolos e aplicações*]. Londres, Springer Sicence, 2010, pp.3-20.
9. Gorczyca, W. "Cytogenetics, FISH and molecular testing in hematologic malignancies", (primeira. Ed.), Nova Iorque, informa UK Ltd, 2008, pp.9-19.
10. Hosoya, N; Sanad, M; Nannya, Y, et al. "Screening of DNA Copy Number Changes in

Chronic Myelogenous Leukemia with the Use of High- Resolution Array-Based Comparative Genomic Hybridization Genes" (Rastreio de alterações do número de cópias de ADN na leucemia mielogénica crónica com a utilização de genes de hibridação genómica comparativa baseada em matrizes de alta resolução). In: *Chromosomes & Cancer*; 2006; 45, pp. 482-494.

11. Hu, L; Ru, K; Zhang, L,et al. "Fluorescence in situ hybridization (FISH): an increasingly demanded tool for biomarker research and personalized medicine". In: *Biomarker Research*; 2014, 2(3),1-13.
12. Jaffe, E. S; Harris, N. L..et al. *Classificação de Tumores da Organização Mundial de Saúde. Pathology and Genetics of Tumours of Haematopoietic and Lymphoid Tissues,* IARC Press, Lyon, 2001.
13. Kearney, L; Horsley, S W. "Molecular cytogenetics in haematological malignancy: current technology and future prospects". In: *Chromosoma,* 2005, 114(4), pp 286-294.
14. Kolialexi, A.; Tsangaris, G.T; Kitsiou, S. et al. "Impact of Cytogenetic and Molecular Cytogenetic Studies on Hematologic Malignancies. In: *Anticancer Research,* 2005, 25(4), pp. 2979-2984.
15. Liehr, T; Pellestor, F. *Molecular Cytogenetics: The Standard FISH and PRINS Procedure,* Berlim Heidelberg, Springer-Verlag, 2009, pp.23-34.
16. Maciejewski; J P.; Tiu; R V; O'Keefe, C. "Application of array-based whole genome scanning Technologies as a cytogenetic tool in haematological malignancies". In: *British Journal of Haematology*, 2009, 146(5), 479-488.
17. Mohr, B; Bornhauser, M; Platzbecker, U, et al. "Problemas com a hibridação in situ por fluorescência interfásica na deteção de células BCR/ABL-positivas em alguns doentes utilizando uma nova técnica com sinais extra". In: *Cancer Genetics and Cytogenetics,* 2001, 127(2), pp. 111-117.
18. Naeim, F,; Nagessh, R P;. Grody, W W. "Principles of Molecular Techniques" (Princípios das Técnicas Moleculares). In: Naeim F,. Nagessh R P,. Grody W W, (eds). *Hematopathology Morphology, Immunophenotype, Cytogenetics, and Molecular Approaches (Morfologia da Hematopatologia, Imunofenótipo, Citogenética e Abordagens Moleculares*). Londres, Elsevier, 2008, pp.27-55.
19. Nelson, B P; Gupta, R; Dewald, G W,et al. "Diagnosis Chronic Lymphocytic Leukemia FISH Panel Impact" In: *American Journal of Clinical Pathology*, 2007, 128, pp. 323-332.
20. Serakinci, N; Kplvraa, S. "Molecular Cytogenetic Applications in Diagnostics and Research: An Overview". In: *Fluorescence In Situ Hybridization (FISH) - Application Guide,* Berlin Heidelberg, SpringerVerlag, 2009, pp.3-21.
21. Stedum, S V; King, W. "Basic FISH techniques and troubleshooting. Methods in Molecular Biology". In: *Methods in Molecular Biology, Molecular Cytogenetics: Protocols and Applications,* 2002, 204, pp.51-63.
22 Swansbury, J; Min, T, Aruliah S. "Fluorescence In Situ Hybridization Methods and Troubleshooting Applied to Fixed Cell Suspensions" (Métodos de hibridação in situ por fluorescência e resolução de problemas aplicados a suspensões de células fixas). In: *Métodos e Protocolos de Citogenética do Cancro,* (2.ª Ed.). Melbourne, Springer, 2010, pp.13-31.
23. Veigaard, C; Nprgaard, J M; Kjeldsen, E. "Genomic profiling in high hyperdiploid acute myeloid leukemia: a retrospective study of 19 cases". In: *Genética do Cancro,* 2011,204, pp. 516-521.

APLICABILIDADE DA TÉCNICA LABORATORIAL DE ROTINA PARA ANÁLISE PATOLÓGICA

Antonella CHESCA

Faculdade de Medicina, Universidade Transilvânia de Bra§ov, Roménia

Resumo: A ideia do estudo morfológico de diferentes tipos de doenças e as técnicas laboratoriais utilizadas são habituais mas eficazes para o diagnóstico. Neste contexto qualquer tecido ou órgão colhido em biopsia pós-operatória, pode ser estudado pelo método clássico utilizando colorações usuais ou especiais. Este método de análise permite o diagnóstico patológico da biopsia colhida. Como mencionado acima, o objetivo deste material é apresentar questões relacionadas com os diferentes tipos de apendicite. Por isso, são examinados casos de apendicite ulcerada, flegmonosa e gangrenosa.

Palavras-chave: patologia, apendicite, técnica laboratorial, método clássico, diagnóstico

1. Introdução

A patologia do apêndice, conhecido como um órgão embrionário vestigial, expande-se nos segmentos etários da população com uma vulnerabilidade acrescida nas crianças. [10, 11]

Em determinadas circunstâncias, um episódio de apendicite aguda é acompanhado de complicações, o que exige rigor na realização da operação de remoção do apêndice e elevado profissionalismo na condução das complicações interventivas relacionadas com as zonas adjacentes ao apêndice agudo. [7, 9] Por isso é útil estabelecer um diagnóstico patológico o mais fiel possível, quando se recorre à prática cirúrgica mais ou menos extensa com objectivos paliativos ou curativos. [4, 6]

A observação da peça pós-operatória colhida permite diagnosticar os aspectos macroscópicos e microscópicos iniciais, utilizando técnicas laboratoriais clássicas e modernas. [2, 5]

De seguida, apresentam-se casos de diagnóstico patológico, pelo que a observação macroscópica só pode ser efectuada após cirurgia ou peça devido a observação macroscópica com diagnóstico microscópico. [1,3,8]

2. Materiais e métodos

Para este estudo foram selecionados casos diagnosticados com apendicite aguda que se encontravam em diferentes estádios, tipo ulcerado, tipo flegmonoso e tipo gangrenoso, por vezes complicados por patologia associada.

O estudo foi efectuado de acordo com as regras éticas médicas, sem conflito de interesses.

Foram selecionados casos de doentes de ambos os sexos, residentes em zonas urbanas e rurais.

A todos os pacientes selecionados para o estudo, foi analisada macroscopicamente a peça pós-operatória.

O exame microscópico utilizando a técnica clássica não foi praticado em todos os doentes do grupo de estudo. Para os doentes aos quais foi possível recorrer à observação microscópica, foi utilizada a coloração HE. O diagnóstico microscópico foi possível utilizando o microscópio modelo Nikon e lentes de aumento de 20 e 40 vezes para visão geral e pormenor estrutural, respetivamente.

3. Casos estudados

Caso 1

Paciente do sexo masculino, residente em área urbana, foi atendido por tutores em serviço especializado, com sintomas que sugeriam apendicite. Após investigações realizadas por médicos especialistas, foi diagnosticada apendicite aguda com reação peritoneal e linfangite subserosa. Foi efectuada intervenção cirúrgica e no pós-operatório foi colhida peça excisada e examinada para diagnóstico patológico. Ao exame macroscópico, observou-se apêndice de cor arroxeada, comprimento 55 mm.

Caso 2

Paciente do sexo masculino, residente na zona rural, apresentou-se ao serviço especializado com sintomas de apendicite. Após investigações efectuadas por médicos especialistas, foi diagnosticada apendicite aguda ulcerada. Foi realizada intervenção cirúrgica e no pós-operatório foi colhida peça excisada e submetida a exame anatomopatológico. Ao exame macroscópico, observou-se apêndice de cor arroxeada, comprimento de 70 mm e diâmetro de 4-5 mm.

Caso 3

Paciente do sexo masculino, residente na zona rural, apresentou-se ao serviço especializado com sintomas de apendicite. Após investigações efectuadas por médicos especialistas, foi diagnosticada apendicite colite aguda, com linfangite subserosa. Foi praticada intervenção cirúrgica e no pós-operatório foi colhida peça excisada e examinada para diagnóstico patológico. Ao exame macroscópico, observou-se apêndice ligeiramente espessado, esbranquiçado, com comprimento de 50 mm.

Na análise microscópica, observou-se um apêndice com hemorragia, mucosa ulcerada e tecido linfoide reativo intenso. Foram observados capilares linfáticos subserosos e mezzo dilatado com conteúdo linfocitário. Não foram identificadas lesões proliferativas, atípicas ou específicas. (Figura 1)

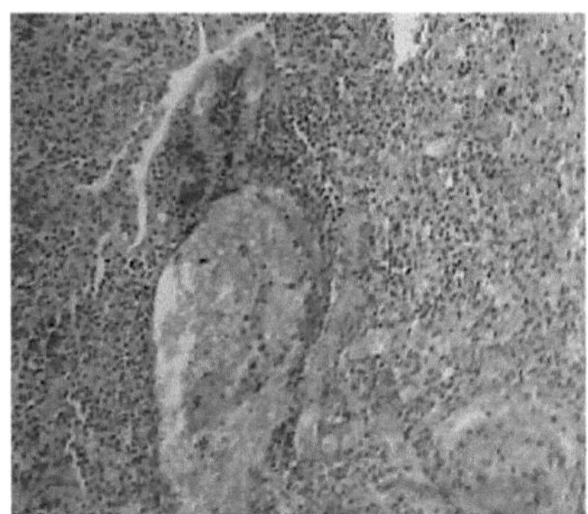

Figura 1: *Coloração HE x 20*

Caso 4

Paciente do sexo feminino, residente na zona urbana, discutiu em serviço especializado que pleiteava sintomas de apendicite. Na sequência de investigações efectuadas por médicos especialistas, foi diagnosticada úlcera de apendicite aguda, com retenção de material intestinal no lúmen. Foi praticada intervenção cirúrgica e no pós-operatório foi colhida peça excisada e examinada para diagnóstico patológico. Ao exame macroscópico, observou-se apêndice de cor púrpura, com um comprimento de 80 mm e um diâmetro de 4-5 mm.

Caso 5

Paciente do sexo feminino, residente na zona urbana, discutiu em serviço especializado que pleiteava sintomas de apendicite. Na sequência de investigações efectuadas por médicos especialistas, foi diagnosticada apendicite aguda colite, rede de raspas ovari com alteração quística e estase crónica. Naturalmente, para efeitos de diagnóstico, foram colhidas as peças após a cirurgia do apêndice, e um quisto salpingiano. Foi praticada intervenção cirúrgica e a peça excisada no pós-operatório foi colhida e examinada para diagnóstico patológico. Através do exame macroscópico, observou-se apêndice de cor arroxeada, comprimento de 80 mm e espessura de 5-6 mm. No contexto do diagnóstico estabelecido foram observadas pregas de formação também incluídas na sua totalidade. No exame microscópico observou-se um apêndice com úlceras e material hemorrágico no lúmen. Ao mesmo tempo, havia uma parte com estase e infiltrado de hemorragia conjuntival, presença de quistos revestidos de pigmento hemossiderina que inclui um epitélio cilíndrico. (Figura 2)

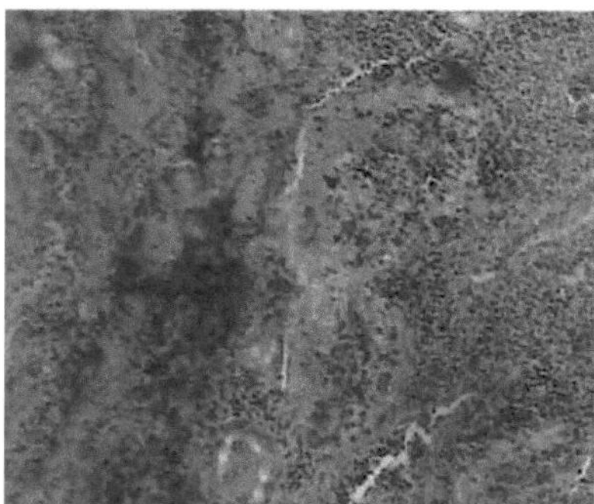

Figura 2: *Coloração HE x 20*

Caso 6

Paciente do sexo feminino, residente na zona rural, foi apresentada ao serviço especializado com sintomas de apendicite. Após investigações efectuadas por médicos especialistas, foi diagnosticada apendicite aguda fleugmonosa. Foi realizada intervenção cirúrgica e no pós-operatório foi colhida peça excisada e examinada para diagnóstico patológico. Ao exame macroscópico, observou-se apêndice de cor arroxeada, comprimento de 50 mm e espessura de 5-6 mm.

Caso 7

Paciente do sexo feminino, residente em área urbana, procurou o serviço especializado com sintomas de apendicite. Na sequência de investigações efectuadas por médicos especialistas, foi-lhe diagnosticada apendicite aguda fleugmonosa. Foi praticada intervenção cirúrgica e no pós-operatório foi colhida peça excisada e examinada para diagnóstico patológico.

Ao exame macroscópico, observou-se apêndice espessado, de coloração arroxeada, com comprimento de 50 mm. Ao exame microscópico observou-se apêndice com infiltrados inflamatórios difusos agudos na parede peritoneal e serosas e pregas sem atipias. (Figura 3)

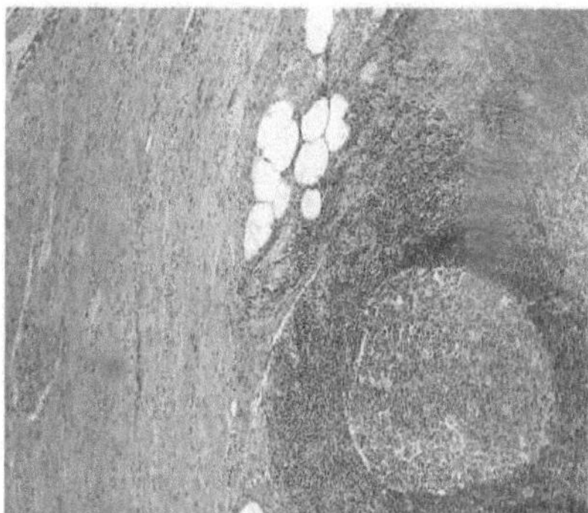

Figura 3: *Coloração HE x 20*

Caso 8

Paciente do sexo feminino, residente na zona rural, foi apresentada ao serviço especializado que pleiteava sintomas de apendicite. Na sequência de investigações efectuadas por médicos especialistas, foi diagnosticada apendicite aguda com peritonite flegmonosa aguda. Foi praticada intervenção cirúrgica e no pós-operatório foi colhida peça excisada e examinada para diagnóstico patológico.

Ao exame macroscópico, observou-se apêndice negrito, cor púrpura, comprimento 60 mm.

Caso 9

Paciente do sexo masculino, residente na zona rural, foi apresentado com sintomas no serviço especializado que pleiteavam apendicite. Na sequência de investigações efectuadas por médicos especialistas, foi diagnosticada apendicite aguda flegmonosa e peritonite apendicular flegmonosa com empiema agudo secundário. Foi praticada intervenção cirúrgica e no pós-operatório foi colhida peça excisada e examinada para diagnóstico patológico. Ao exame macroscópico, observou-se apêndice de cor cinzento-púrpura, com 60 mm de comprimento.

Caso 10

Paciente do sexo masculino, residente na zona rural, foi apresentado ao serviço especializado com sintomas de apendicite. . Após investigações efectuadas por médicos especialistas, foi diagnosticado apendicite gangrenosa aguda com peritonite. Foi praticada intervenção cirúrgica e no pós-operatório foi colhida peça excisada e examinada para diagnóstico patológico. Ao exame macroscópico, observou-se apêndice espessado com mezzo seroso edematoso e castanho com áreas enegrecidas, com comprimento de 60 mm. Pelo exame microscópico observou-se apêndice contendo parede fibrinoleucocitária com infiltrados inflamatórios e áreas de infiltração e extensão de necrose hemorrágica aguda em exsudatos serosos e mezo apêndice e a serosa peritoneal com leucócitos. (Figura 4)

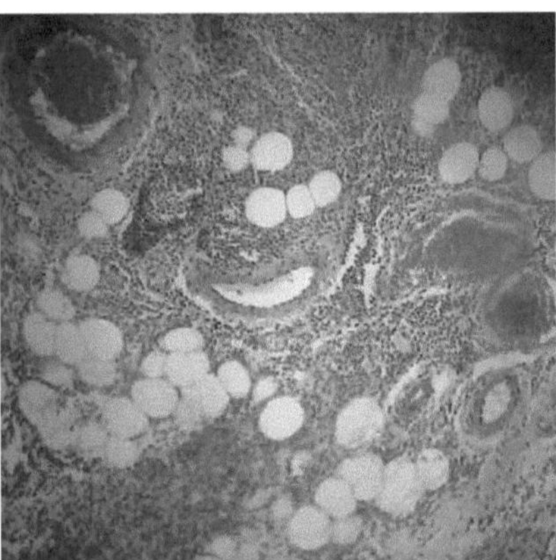

Figura 4: *Coloração HE x 20*

Caso 11

Paciente do sexo masculino, residente em área urbana, discutido em serviço especializado que pleiteava sintomas de apendicite. Após investigações efectuadas por médicos especialistas, foi-lhe diagnosticada apendicite gangrenosa aguda com peritonite aguda. Foi praticada intervenção cirúrgica e no pós-operatório foi colhida peça excisada e examinada para diagnóstico patológico.

Ao exame macroscópico observou-se na porção distal um apêndice edemaciado com comprimento de 10 mm.

Caso 12

Paciente do sexo masculino, residente em área urbana, discutido em serviço especializado que pleiteava sintomas de apendicite. Após investigações efectuadas por médicos especialistas, foi-lhe diagnosticada apendicite gangrenosa aguda com peritonite aguda. Foi praticada intervenção cirúrgica e no pós-operatório foi colhida peça excisada e examinada para diagnóstico patológico. Ao exame macroscópico, observou-se comprimento do apêndice de 70 mm, com ápice mais dilatado contendo fezes serosas hemorrágicas de coloração cinza-escura. Pelo exame microscópico observou-se infiltrado inflamatório na parede do apêndice, áreas de necrose hemorrágica aguda, infiltrados leucocitários e exsudatos da serosa peritoneal. (Figura 5)

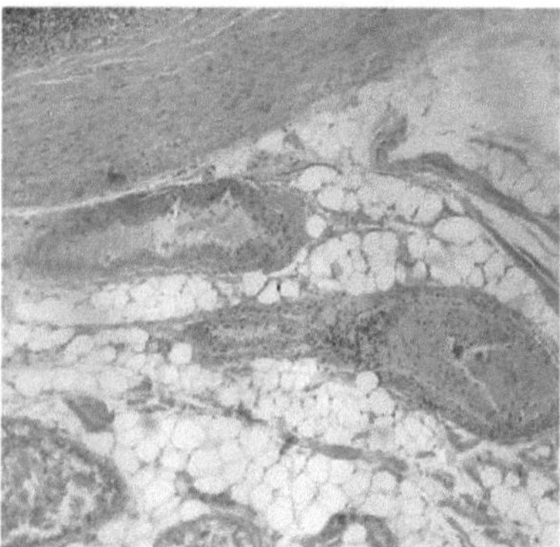

Figura 5: Coloração HE x 20

4. Conclusões

Uma vez que a patologia é frequentemente acompanhada de complicações cecais agudas, representa uma patologia frequente, com interesse em estudos morfológicos. Deste ponto de vista, pode acrescentar-se que os métodos clássicos utilizados no laboratório de diagnóstico, acompanhados de técnicas modernas como a imunohistoquímica.

Agradecimentos

Gostaria de agradecer ao Dr. Tim Sandle PhD, Diretor de Microbiologia da BPL, Reino Unido, pela assistência prestada durante a avaliação deste capítulo.

Referências

1. Gerber, GS; Guss, SP; Pielet, RW. "Gangrena de Fournier secundária a processos intra-abdominais". In: *Urologia,* 1994, 44(5), pp. 779-782.
2. Giuliano, V; Giuliano, C; Pinto F, Scaglione M. "Síndrome de apendicite crónica" manifestada por um apendicólito e apêndice espessado que se apresenta como dor abdominal inferior direita crónica em adultos". In: *Radiologia de Emergência,* 2006, 12(3), pp. 96-8.
3. Groth, D; Henderson, SO. "Fasceíte necrotizante devido a apendicite". In: *American Journal of Emergency Medicine,* 1999, 17(6), pp. 594-6.
4. Hassan, S; Chavda, SK; Magoha GA, "Appendicectomy for recurrent and chronic

appendicitis" (Apendicectomia para apendicite recorrente e crónica). In: *Tropical Doctor,* 2007, 37(1), pp.56-7.

5. Hollerman, JJ; Bernstein, MA;, Kottamasu, SR; Sirr SA. "Apendicite recorrente aguda com apendicólito". In: *American Journal of Emergency Medicine,* 1988, 6(6), pp. 614-7.
6. Mukoyama, S; Mukai, M; Yasuda, S. "Um caso tratado com sucesso de fasceíte necrotizante grave causada por apendicite aguda: um relato de caso". In: *Tokai Journal of Experimental and Clinical Medicine*, 2003, 28(3), pp.139-43.
7. Nitecki, S; Karmeli, R; Sarr MG. "Cálculos apendiculares e fecalitos como indicações para apendicectomia". In: *Surgery, Gynecology, and Obstetrics*, 1990, 171(3), pp.185-8.
8. Sgourakis, G; Sotiropoulos, GC; Molmenti, EP, et al. "Are acute exacerbations of chronic inflammatory appendicitis triggered by coprostasis and/or coproliths?". In: *World J Gastroenterol,* 2008, 14(20), pp.3179-82.
9. Skaane, P. "Fístula apendicocutânea espontânea: relato de um caso e revisão da literatura", In: *Dis Colon Rectum*, 1988, 24(7), pp.550-4.
10. Stroh, C; Rauch, J; Schramm, H. "Is there a chronic appendicitis in childhood? Análise de pacientes cirúrgicos pediátricos de 1993-1997". In: *Zentralbl Chir.* 1999, 124(12), pp. 1098-1102.
11. Shoji, T ; Hiraide, T ; Maruo H. "Fasceíte necrotizante causada por uma fístula apendicocutânea primária". In: *Surgery Today*, 2012, 42(8), pp. 781-4.

DADOS MÉDICOS SOBRE O ESTUDO DOS NEVOS MELANOCÍTICOS

Antonella CHESCA

Faculdade de Medicina, Universidade Transilvânia de Bra§ov, Roménia

Resumo: O estudo dos nevos melanocíticos reveste-se atualmente de importância pelo facto de este tipo de patologia ser comum nos tempos actuais da infância. O aparecimento dos nevos melanocíticos, factores determinantes e contribuintes, ocupa um lugar importante na patologia. Este facto deve-se à sua inadequada predisposição genética e à exposição à radiação ultravioleta, que ocupa um lugar central. Neste contexto, este capítulo contém dados estatísticos relativos a um grupo de doentes selecionados como segmento de referência; os doentes foram apresentados em serviços médicos especializados, para investigações diagnósticas e para um tratamento adequado. Após os exames médicos, foi efectuada a excisão cirúrgica nos doentes que necessitaram de tal intervenção.

Palavras-chave: nevos melanocíticos, investigações, diagnóstico, excisão cirúrgica, estatísticas

1. Introdução

Os nevos melanocíticos são formações cutâneas benignas que foram incriminadas como um fator determinante no aparecimento do seu componente genético. Estas formações são encontradas na pele com uma frequência crescente, a partir da infância[2]. 2] O aparecimento de nevos melanocíticos nos primeiros anos de vida tem factores de risco que indicam uma exposição inadequada à radiação ultravioleta[1]. [Este fator de risco é certamente encontrado noutros grupos etários, não apenas nas crianças. É considerado perigoso, em termos de possíveis alterações para nevos melanocíticos malignos. [4] Pode também coincidir com lesões menores, que podem ocorrer em formações de nevice. [3] Nestas situações, a estrutura do nevo melanocítico é afetada, pelo que a excisão médico-cirúrgica desempenha o papel mais importante na preservação da saúde do indivíduo. [5, 10]

Com base na existência de factores predisponentes, e factores de risco que favorecem um resultado de estudos praticados em alguns grupos de pacientes, observou-se que existem certos indivíduos com múltiplos nevos melanocíticos, nos diferentes segmentos do corpo. [9, 11] É claro que isso é um impedimento tanto para a estética quanto para causar danos que podem provocar formações de nevos. [7, 12] Por estas razões e por considerações de evitar uma possível transformação maligna dos nevos melanocíticos, os doentes de diferentes idades são frequentemente apresentados em serviços especiais para remoção de nevos melanocíticos. [6, 8] Uma vez concluída a cirurgia de excisão, o exame patológico é um diagnóstico importante.

Devido à elevada incidência de nevos melanocíticos em diferentes grupos etários, este capítulo fornece informações médicas e dados estatísticos sobre nevos melanocíticos encontrados num segmento de doentes. A informação foi tomada como padrão, para caraterizar este tipo de patologia. Deste ponto de vista, o presente estudo fornece dados médicos individualizados, relativos a cada um dos dez casos, de doentes que apresentaram nevos melanocíticos em diferentes zonas do corpo e que necessitaram de exames médicos especializados. Para além disso, houve casos em que a excisão cirúrgica, seguida de exame anatomopatológico macroscópico da peça, foi efectuada através de exame microscópico operatório para observação de alterações estruturais, seguido de um diagnóstico de certeza.

2. Dados estatísticos

Para este estudo foram selecionados dez casos de doentes. Os doentes apresentaram-se em serviços de especialidade médica, com nevos melanocíticos. Do grupo de doentes selecionados, três eram do sexo masculino e sete do sexo feminino. Do total de pacientes, sete apresentavam apenas um nevo melanocítico, dois, nevos melanocíticos e apenas um paciente apresentava cinco nevos melanocíticos. Ainda dos pacientes selecionados para o grupo de estudo, sete apresentavam intrusão de nevos melanocíticos e três pacientes apresentavam nevos melanocíticos traumatizados. Estes dados serão apresentados de seguida sob a forma de gráficos. [Gráfico 1,2, 3]

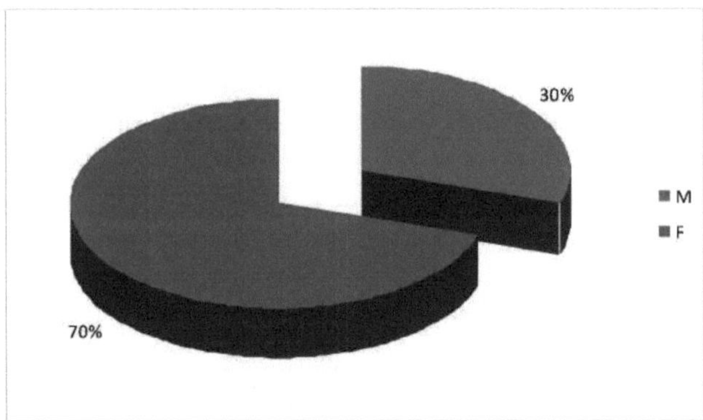

Gráfico 1: *Doentes por género*

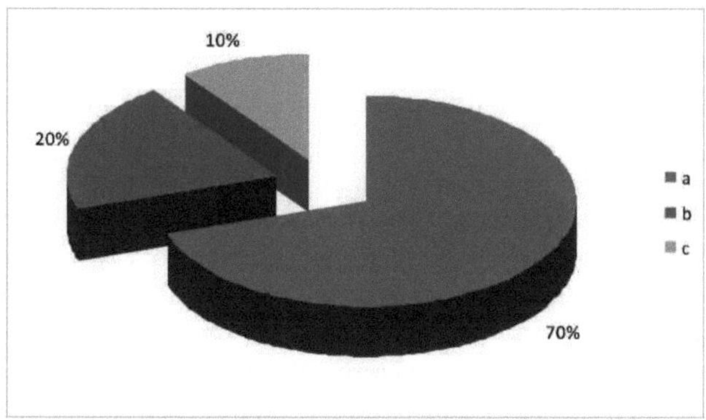

Gráfico 2: *Pacientes de acordo com o número de nevos*

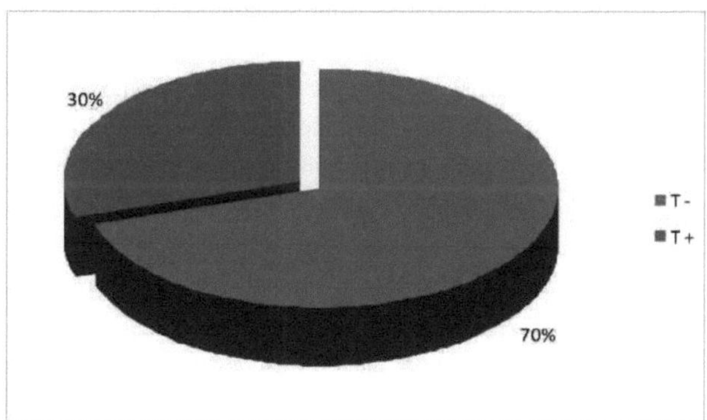

Gráfico 3: *Pacientes segundo o número de nevos traumatizados*

3. Dados médicos

Os doentes deste estudo constituíram também um segmento populacional, com patologia de nevos melanocíticos que necessitou de cirurgia, para remoção destas formações. Naturalmente, o ato cirúrgico foi seguido de exame anatomopatológico. A secção seguinte apresenta informações médicas sobre dez casos de doentes do grupo escolhido para o estudo.

Caso 1. Paciente do sexo masculino, com cinco formações nevrálgicas localizadas em diferentes segmentos do corpo, como axila direita, hipocôndrio esquerdo, braço esquerdo, axila esquerda e lei paravertebral. As cinco formações melanocíticas nevice, com formas ovóides e esféricas e com tamanhos subcentimétricos, foram removidas cirurgicamente e analisadas patologicamente. O resultado mostrou nas três primeiras formações e formações para o último aspeto dos compostos nevocelulares; papilomatose com hiperqueratose. As formações localizadas na axila esquerda, foram diagnosticadas histopatologicamente como queratose seborreica; acantose tecidual - papilomatosa.

Caso 2. Doente do sexo feminino com formação de nevo quebrado, localizado na região posterior do tórax, de tamanho esférico e dimensões subcenimétricas. No exame microscópico de intervenção pós-operatória, efectuado no serviço de anatomia patológica, foi descrita uma lesão cutânea superficial com papilomatose e hiperqueratose. Derme papilar e derme superficial, ocupadas por ninhos e cordões de células nevice sem atipia com células melanoformadoras nas camadas superficiais. Diagnóstico de certeza patológica, nevus dérmico nevocelular com hiperqueratose.

Caso 3. Paciente do sexo feminino com nevo melanocítico localizado subcostal, traumatizado, respetivamente rompido, com tamanho esférico e formação subcentimétrica. O exame microscópico patológico mostra uma lesão cutânea com papilomatose e hiperqueratose. A lesão da derme papilar é ocupada por ninhos e ninhos de células juncionais nevóides sem atipia. Diagnóstico de certeza patológica, nevo composto nevocelular, hiperqueratose com papilomatose.

Caso 4. Doente do sexo masculino com nevo melanocítico traumatizado localizado no braço esquerdo, como formação cutânea esférica subcentimétrica, com o centro como uma mancha circular de cor castanha escura. Ao exame microscópico patológico da lesão cutânea foram observados centros fibrinosos. As células da derme apresentam praias de nevus, intercaladas com raros limfoplasmócitos e granulócitos. Podem observar-se elementos nevicais com alterações de senescência. Diagnóstico de certeza, nevus nevocelular dérmico inflamatório pós-traumático.

Caso 5. Paciente do sexo feminino com nevo melanocítico localizado na região mentoniana, esférico, levemente pigmentado de tamanho subcentimétrico. O exame microscópico mostrou uma lesão pós-operatória combinada com ninhos e cordões de células nevice intercaladas sem atipia e, na derme profunda, o surgimento de uma inflamação granulomatosa de corpo estranho. O diagnóstico histopatológico de certeza determina o formato tipo nevocelular dérmico combinado com inflamação granulomatosa de corpo estranho nos componentes do folículo piloso.

Caso 6. Paciente do sexo feminino, com duas formações de nevice, uma localizada no sulco nasal esquerdo e outra localizada no ângulo reto da boca. Ambas as formações com formato esférico e tamanho subcentimétrico.

O exame microscópico das peças pós-operatórias mostra uma lesão formada por ninhos e cordões de células nevice, sem atipia, localizada na derme, entremeada por anexos cutâneos, tendo a segunda lesão aspeto semelhante. O diagnóstico de certeza patológica de ambas as lesões é de nevos dérmicos nevocelulares.

Caso 7. Paciente do sexo feminino com uma formação nevrálgica localizada na região posterior do tórax, esférica, cruzada a formação de pigmento de aspeto fácil, tamanho subcentimétrico. O exame microscópico da peça com o pós-operatório mostra papilomatose com hiperqueratose. Derme superficial com cordões e ninhos de células nevrálgicas sem atipia. Diagnóstico patológico de certeza, nevocelular papilomatoso com hiperqueratose.

Caso 8. Paciente do sexo feminino com nevo melanocítico localizado no ângulo da boca de tamanho partido reto esférico e subcentimétrico. O exame microscópico da peça pós-operatória mostra ninhos e nevice pós-operatório com elementos juncionais sem atipia. Diagnóstico patológico de certeza, nevus composto nevocelular.

Caso 9. Paciente do sexo feminino com nevo melanocítico localizado na região escapular reto de formato esférico e tamanho subcentimétrico, área de lesão cutânea com centro pigmentado. O exame microscópico mostra lesão cutânea pós-operatória com aspectos particulares da derme e da epiderme. Neste contexto, o diagnóstico patológico, epidérmico facilmente acantose com células nevice.

Caso 10. Doente do sexo masculino com duas formações de nevice, localizadas no couro cabeludo e no antebraço esquerdo, com formas esféricas e tamanhos subcentimétricos, a formação do antebraço, centrada por uma mácula púrpura. O exame microscópico mostra aspectos específicos do jogo pós-operatório para cada uma das duas lesões. No caso da formação localizada no couro cabeludo, observa-se uma lesão microscópica hiperqueratósica papilomatosa, com a derme ocupada por ninhos e cordões com células nevice, com raros ninhos juncionais, sem atipias. O aparecimento da segunda lesão estrutural, caracteriza-se por lesão microscópica constituída por vários cordões e células nevice localizadas na derme superficial estrita e que se intercalam com fragmentos de melanogéneo. Certeza do diagnóstico patológico, nevus papilomatoso composto nevocelular, hiperqueratose e nevus dérmico nevocelular.

4. Conclusão

Os dados médicos acima referidos apresentam informações de várias perspectivas relacionadas com nevi melanocítico. Os dados incluem a avaliação médica dos doentes, bem como o diagnóstico, o tratamento e os dados estatísticos. Neste contexto, consideramos útil a informação médica fornecida, uma vez que o segmento de doentes selecionado para o estudo representa uma amostra padrão para este tipo de patologia.

Agradecimentos

Gostaria de agradecer ao Dr. Tim Sandle PhD, Diretor de Microbiologia da BPL, Reino Unido, pela assistência prestada durante a avaliação deste capítulo.

Referências

1. Agero, AL; Benvenuto-Andrade, C; Dusza SW, et al. "Melanocitose neurocutânea assintomática em pacientes com grandes nevos melanocíticos congénitos: um estudo de casos de um registo baseado na Internet". In: *Journal of the American Academy of Dermatology,* 2005, 53(6), pp. 959-965.
2. Alikhan, A; Ibrahimi, OA; Eisen, DB. "Nevos melanocíticos congénitos: onde estamos agora? Parte I. Apresentação clínica, epidemiologia, patogénese, histologia, transformação maligna e melanose neurocutânea", In: *Journal of the American Academy of Dermatology*, 2012, 67(4), 495.e1-17.
3. Arneja JS, Gosain AK. "Nevos melanocíticos congénitos gigantes do tronco e um algoritmo de tratamento" *Journal of Craniofacial Surgery,* 2005, 16(5), pp. 886-893.
4. Bittencourt, FV; Marghoob, AA; Kopf, AW, et al. "Large congenital melanocytic nevi and the risk for development of malignant melanoma and neurocutaneous melanocytosis", 2000, 106(4), pp.736-41.
5. Hamm H., "Nevos melanocíticos congénitos - um problema multifacetado". In: *MMWFortschr Med,* 2007, 149(6), pp. 33-35.
6. Helmbold P, Rompel R, Petres J, Lubbe D, Marsch WC. "Nevos melanocíticos congénitos", In: *Hautarzt,* 1999, 50(11), pp. 779-84.
7. Khera, S; Sarkar, R; Jain, RK. "Melanose neurocutânea: uma apresentação atípica", In:

The Journal of dermatology, 2005, 32(7), pp. 602-5.

8. Lee CJ, Park JH, Lee SI. "Mudança súbita de um grande nevo melanocítico congénito para melanose neurocutânea", In: *Journal of Craniofacial Surgery,* 2006, 17(6), pp. 1216-1218.
9. Marghoob, AA; Dusza, S; Oliveria S; Halpern AC. "Número de nevos satélites como um correlato para a melanocitose neurocutânea em pacientes com grandes nevos melanocíticos congénitos". In: *Arquivos de Dermatologia,*. 2004, 140(2), pp. 171-175.
10. Price, HN; Schaffer, JV. "Nevos melanocíticos congénitos - quando se preocupar e como tratar: Facts and controversies", *Clinics in Dermatology,* 2010, 28(3), pp. 293-302.
11. Slutsky, JB; Barr, JM; Femia, AN; Marghoob, AA. "Grandes nevos melanocíticos congénitos: riscos associados e considerações de gestão", *Seminários em medicina e cirurgia cutânea* 2010, 29(2), pp. 79-84.
12. Tannous, ZS; Mihm, MC Jr; Sober, AJet et al. "Congenital melanocytic nevi: clinical and histopathologic features, risk of melanoma, and clinical management", *Journal of the American Academy of Dermatology,* 2005, 52(2), pp.197-203.

DADOS MÉDICOS RELACIONADOS COM A AMIGDALITE

Antonella CHESCA

Faculdade de Medicina, Universidade *Transilvânia* de Brasov. Roménia

Resumo: A presente análise refere-se a dados estatísticos sobre os aspectos médicos e as formas de amigdalite, como um tipo específico de angina. A incidência de angina e amigdalite varia com a idade, com maior frequência em crianças. Estima-se que o ambiente doméstico e o tempo passado na comunidade têm uma contribuição importante para a possível ocorrência de angina, tanto em crianças como em indivíduos de outros grupos etários. As caraterísticas sazonais, como a temperatura e a humidade, também têm sido implicadas no desenvolvimento da angina e da amigdalite, respetivamente. Para além disso, os agentes etiológicos, como vírus, fungos e bactérias, desempenham um papel importante no desenvolvimento da angina. As crises de amigdalite podem ser curadas através de tratamento adequado, mas há situações em que, devido a crises repetidas, é necessária uma amigdalectomia, seguida de exame patológico do material removido cirurgicamente e de exame microscópico, para determinar o diagnóstico.

Palavras-chave: amigdalite, classificação, diagnóstico, exame anatomopatológico

1. Introdução

A amigdalite é um tipo de patologia que ocorre com elevada frequência nas crianças. A amigdalite é caracterizada pela inflamação das amígdalas e da faringe, tendo como sintoma central a dor no pescoço, geralmente acompanhada de febre adjacente[1]. Estes dois sintomas, em combinação com a perda de apetite, levarão à apresentação do doente em serviços de urgência médica especializados, para investigação e terapêutica medicamentosa adequada[10]. As causas que levam ao início dos sinais e sintomas de amigdalite são muito frequentemente de origem viral, envolvendo adenovírus, vírus influenza e parainfluenza, enterovírus e vírus sincicial respiratório[7,16]. [As causas bacterianas são menos frequentes, mas os sintomas resultantes podem ser tão agressivos que o tratamento requer atenção rápida e elevado profissionalismo. A principal bactéria envolvida na etiologia da amigdalite é o estreptococo do grupo A, mas também o estafilococo, o pneumococo e o meningococo têm sido associados a esta doença. [12, 17] A amigdalite bacteriana pode manifestar-se afectando diretamente as amígdalas ou sob a forma de escarlatina.

A amigdalite pode ser subdividida em três fases: aguda, subaguda e crónica.

A amigdalite aguda tem geralmente uma etiologia viral, enquanto as amigdalites subagudas e crónicas têm como etiologia uma origem bacteriana. [2, 4] As amigdalites de etiologia fúngica têm como agente patogénico o género Candida. [3, 6] A amigdalite aguda é uma inflamação que ocorre nas amígdalas, como resultado de uma infeção de origem viral, bacteriana ou fúngica. A amigdalite aguda é um tipo de patologia que ocorre principalmente durante a infância. Os factores de risco envolvidos na amigdalite são o ambiente doméstico e as comunidades. [13, 15]

A amigdalite aguda é mais comum com uma etiologia viral, envolvendo adenovírus, rinovírus, vírus Coxsackie ou vírus Herpes simplex.

Além disso, certos tipos de bactérias, pertencentes ao género Streptococcus, principalmente Streptococcus pyogenes, Corynebacterium haemolyticus e Mycoplasma pneumoniae, podem causar amigdalite aguda. [14]

A angina é definida como uma doença infecciosa das amígdalas e da faringe [1,3]. [1,3] Para diferenciar as várias formas de amigdalite, é útil classificar os vários tipos de angina, como se segue:

- A angina eritematosa é caracterizada clinicamente por vermelhidão das amígdalas na garganta e das amígdalas com mucosa granulosa. O seu aspeto mais importante [5]
- A angina eritemato-pultácea apresenta depósitos albinos ou amarelados no meio do eritematoso e está etiologicamente associada ao vírus Epstein-Barr e aos estafilococos.
- A angina com falsas membranas, em que as amígdalas estão cobertas por um depósito espesso, branco-amarelado, por vezes cinzento, está associada ao agente patogénico Streptococcus pyogenes.
- A angina ulcerosa, que pode ser pseudomembranosa, superficial ou profunda, tem uma etiologia diversa, caracterizada por um envolvimento predominante das amígdalas da garganta.
- Também a angina gangrenosa, que está associada a úlceras necrotizantes profundas e em evolução, tem como principal agente etiológico um tipo de flora aeróbia e anaeróbia[8]

Em determinadas circunstâncias, a amigdalite crónica pode tornar-se. Nestas situações, observa-se um aumento do volume das amígdalas, com acumulação de detritos, morte celular, restos alimentares e bactérias, formando aglomerados brancos denominados cazeum. Nestes casos de amigdalite crónica hipertrófica críptica é necessária a remoção cirúrgica das amígdalas. [11]

Sintomas acompanhantes, como crises repetidas, exigem, em determinadas circunstâncias, a amigdalectomia, com ressecção das amígdalas.

2. Dados médicos

Quadro 1: *Casos Diagnóstico*

Diagnosis Case 1	Diagnosis Case 2	Diagnosis Case 3	Diagnosis Case 4	Diagnosis Case 5
Reactive chronic tonsillitis	Reactive chronic tonsillitis	Reactive chronic tonsillitis	Chronic cryptic tonsillitis with reactive deposits	Chronic tonsillitis reactive with inflammatory foci

Quadro 2: *Casos Diagnóstico*

Diagnosis Case 6	Diagnosis Case 7	Diagnosis Case 8	Diagnosis Case 9	Diagnosis Case 10
Chronic postinflammatory tonsillitis with changes fibrous-connective changes	Chronic reactive tonsillitis with reactive scar postinflammatory scar changes	Chronic reactive tonsillitis with sclerocicatriciale changes	Chronic reactive tonsillitis with sclero-reactive scars	Chronic reactive tonsillitis with sclero cicatricial changes

I. amigdalite crónica reactiva

Produto biológico: amígdala palatina

Macroscópico: Amígdala com diâmetro de 20 mm, alguns fragmentos destacados com diâmetro de 10 mm.

II. amigdalite crónica reactiva

Produto biológico: amígdala palatina

Macroscópico: 25x15x10 mm amígdala

III. amigdalite crónica reactiva

Produto biológico: amígdala palatina

Macroscópico: 15- 20 mm de diâmetro com uma adenoide

IV. Amigdalite reactiva crónica com depósitos crípticos

Produto biológico: amígdala palatina

Macroscópico: Três fragmentos: um com um diâmetro de 20x15x10 mm, os outros dois com um diâmetro de 12-13 mm.

V. Amigdalite reactiva crónica com focos inflamatórios

Produto biológico: amígdala palatina

VI. Amigdalite crónica pós-inflamatória com alterações fibro-conjuntivas

Produto biológico: amígdala palatina

VII. Amigdalite reactiva crónica com alterações cicatriciais pós-inflamatórias reactivas

Produto biológico: amígdala palatina

Macroscópico: amígdala 20x25 mm de diâmetro

VIII. Amigdalite reactiva crónica com alterações esclero-cicatriciais

Produto biológico: amígdala palatina

Macroscópico: amígdala 20x17 mm, espessura de até 8 mm

XI. Amigdalite reactiva crónica com cicatrizes esclero-reactivas

Produto biológico: amígdala palatina

X. Amigdalite reactiva crónica com alterações esclero-cicatriciais Produto biológico: amígdala palatina

2. Dados estatísticos

Os dados médicos mostram que a amigdalite ocorre mais frequentemente no sexo feminino, seis casos, do que no sexo masculino, quatro casos, como mostra a fig.1.

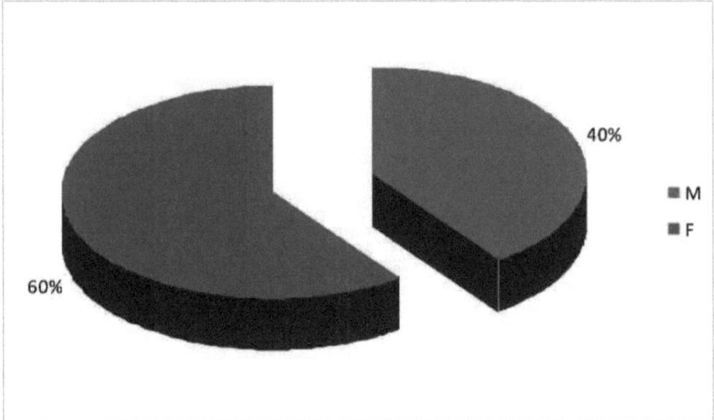

Figura 1: *Pacientes com amigdalite por género*

A Figura 2 mostra que as amigdalites ocorrem com maior frequência na zona urbana, nove casos, do que na zona rural, um caso.

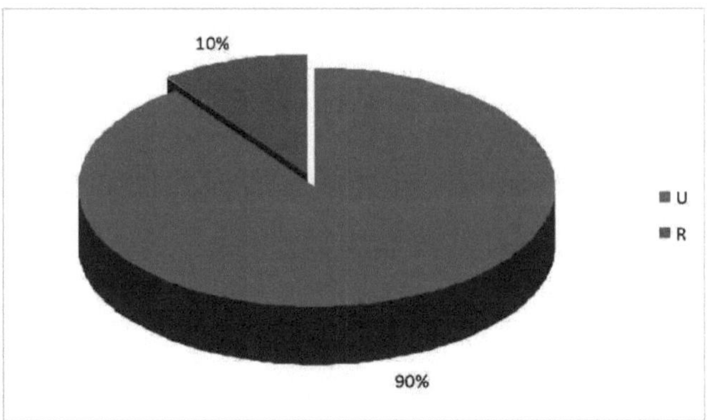

Figura 2: *Doentes com amigdalite por área de residência*

O estudo incidiu em doentes jovens, a idade com maior incidência de amigdalite.

3. Conclusão

A angina, que junta dor de garganta e infecções das amígdalas, é observada predominantemente durante a primeira infância. O tratamento da amigdalite aguda requer um tratamento médico adequado por uma equipa médica interdisciplinar de .

As amígdalas podem ser removidas cirurgicamente para evitar complicações que podem afetar o coração, os rins e as articulações. Uma vez que os agentes causadores da angina podem ser virais, bacterianos ou fúngicos, todos eles podem potencialmente causar efeitos adversos adicionais para a saúde.

Agradecimentos

Gostaria de agradecer ao Professor Joop van Zoelen, Diretor do Departamento de Biologia Celular e Aplicada da Faculdade de Ciências da Universidade Radboud de Nijmegen, Países Baixos, professor no Programa Intensivo Erasmus "Métodos Clássicos e Modernos para Diagnóstico Molecular em Patologia Humana", em 2012, pela sua assistência prestada durante a avaliação deste capítulo.

Referências

1. Ao , M; Deng, J; Gao, L, et al. "A comparison between adults and children tonsillectomy with monopolar electrocautery", In: *Lin Chung Er Bi Yan Hou Tou Jing Wai Ke Za Zhi,* 2015, 29(3), pp.240-2.
2. Baglam, T; Binnetoglu, A; Yumusakhuylu, AC, et al. "Valor preditivo do rácio neutrófilos/linfócitos em doentes com infeção do espaço profundo do pescoço secundária a amigdalite bacteriana aguda", In: *Journal of Pediatric Otorhinolaryngology,* 2015, 79(9), pp. 1421-1424.
3. Bartlett, A; Bola, S; Williams, R, et al "Amigdalite aguda e suas complicações: uma visão geral", In: *Journal of the Royal Naval Medical Service,* 2015, 101(1), pp.69-73.
4. Bastaki, JM. "Amigdalite necrosante causada por estreptococos beta-hemolíticos do grupo C". In: *Ear, Nose & Throat Journal,* 2015, 94(3).
5. Blair AB, Booth R, Baugh R. "Uma teoria unificadora de amigdalite, abcesso intratonsilar e abcesso peritonsilar" In: *Revista Americana de Otorrinolaringologia,* 2015, 36(4), pp. 517-520.
6. Brook, I . "Infecções fusobacterianas de cabeça e pescoço em crianças", In: *Revista internacional de otorrinolaringologia pediátrica,* 2015, 79(7), pp. 953-958.
7. Casas, L; Espinosa, A; Borras-Santos A, et al. "Domestic use of bleach and infections in children: a multicentre cross-sectional study". In: *Medicina ocupacional e ambiental,* 2015, 72(8), pp. 602-4.
8. Ding G, Wei L, Sun W, et al. "As caraterísticas imunológicas das células estaminais mesenquimais das amígdalas", In: *Zhonghua Zheng Xing Wai Ke Za Zh,* 2015, 31(1), pp. 43-8.
9. Haighton, C; Wilson J. "Tonsillectomy or adenotonsillectomy reduces the number of sore throats in children; however, insufficient information is available on the effectiveness in adults". In: *Medicina Baseada em Evidências,* 2015, 20(2), pp.64.
10. Huang, Y; Bai, J; Wen G. "Amigdalectomia por coblation de baixa temperatura após abscesso peritonsilar". In: *Lin chuang er bi yan hou tou jing wai ke za zhi= Journal of clinical otorhinolaryngology, head, and neck surgery,* 2014, 28(23), pp.1895-1896.
11. Iashan, AI; Gerasimiuk, MI. "O caráter das variações nas relações das subpopulações de linfócitos nos pacientes que apresentam amigdalite crônica descompensada", In: *Vestnik otorinolaringologii,* 2015, (2), pp.2730.
12. Jovic, M; Avramovic, V; Vlahovic P, et al. "Ultraestrutura da amígdala palatina humana e seu significado funcional", In: *Revista romena de morfologia e embriologia,* 2015, 56(2), pp.371-377.
13. Koycu, A; Erbek, SS,; Erbek, HS, et al. "idiopathic spontaneous tonsillar hemorrhage". In:

Kulak Burun Bogaz ihtisas Dergisi, 2015, 25(2), pp. 122-5.

14. Mazur, E; Czerwinska, E; Grochowalska, A, et al. "Abcesso peritonsilar simultâneo e artrite reactiva pós-estreptocócica complicando a amigdalite estreptocócica aguda num jovem adulto saudável: relato de um caso". In: *BMC Infectious Diseases,* 2015, 15(1), pp.1.
15. Ozkull, MH; Bayram, O; Balikci, HH, et al. "Radiofrequência controlada por impedância vs. amigdalectomia por dissecção a frio", In: *B-ENT,* 2014; 10(4), pp.285-9.
16. Saltanova, ZH . "Amigdalite crónica, aspectos etiológicos e patogenéticos do desenvolvimento de complicações metatonsilares". In: *Vestnik otorinolaringologii,* 2015, 80(3), pp. 65-70.
17. Scholtz JE, Husers K, Kaup M, et al. "Evaluation of image quality and dose reduction of 80 kVp neck computed tomography in patients with suspected peritonsillar abscess". In: *Clinical Radiology,* 2015; 70(8); pp: e67-73.

CONSIDERAÇÕES SOBRE A APENDICITE

Antonella CHESCA

Faculdade de Medicina, Universidade Transilvânia de Bra§ov, Roménia

Resumo: Este material apresenta informações médicas e estatísticas relacionadas com a patologia do apêndice. Considerado como um vestígio embrionário, o apêndice vermiforme pode dar origem a certas condições: inflamação e complicações que podem afetar a saúde do paciente. Neste contexto, uma vez diagnosticada, a cirurgia é a intervenção médica efectuada para restabelecer a saúde do paciente. Como em qualquer evento que exija uma intervenção cirúrgica, após a remoção de uma peça operatória, o exame anatomopatológico macroscópico, seguido de um exame anatomopatológico microscópico, estão envolvidos no diagnóstico para estabelecer o tipo de apendicite.

Palavras-chave: apêndice, casos, investigações médicas, diagnóstico

1. Introdução

Tal como o vestígio embrionário, o apêndice vermiforme pode, em determinadas circunstâncias, pôr em perigo o estado de saúde da pessoa doente. [Neste contexto, as formas patológicas classificadas de apendicite, como a apendicectomia, são conhecidas mais formas, mais ou menos perigosas para a saúde de uma pessoa doente. [11] De acordo com o tipo de patologia cecal, pode ser possível o estabelecimento de uma intervenção cirúrgica. [4, 6] Prevê-se também a realização de um exame patológico pós-operatório, tanto macroscópico como microscópico, com um papel de diagnóstico. [5, 8]

Dado que o apêndice sofre alterações patológicas, a apendicite ocorre em qualquer idade, o que não permite considerar esta patologia como estritamente específica de um determinado segmento populacional [3,7]. [3, 7] Também como grupos etários vulneráveis à doença, considera-se que a infância tem a maior suscetibilidade para desenvolver apendicite. [Dado que surgem sinais prováveis de apendicite, o que obriga a que o doente se apresente nos serviços especializados, é feito um diagnóstico médico correto, seguido de uma intervenção cirúrgica adequada. [1]

2. Material e métodos

Este estudo inclui dados referentes a várias formas de apendicite, que foram diagnosticadas por sinais clínicos e testes laboratoriais, seguidos de remoção do apêndice por cirurgia e posterior exame patológico e diagnóstico com uma peça operatória.

Neste contexto, este estudo reúne informações de saúde de oito casos diagnosticados com várias formas de apendicite. De seguida, apresentamos informações sobre o produto da colheita biológica, o aspeto macroscópico do apêndice retirado, o exame anatomopatológico, ao mesmo tempo que recolhemos informações sobre o sexo dos doentes e a área de residência dos doentes selecionados para o presente estudo. Para apresentar estes dados, são utilizados quadros e gráficos.

Neste material, apenas um caso, de um total de oito, apresenta dados estruturais relativos ao exame microscópico após a intervenção cirúrgica.

3. Dados médicos

A informação médica é apresentada na tabela juntamente com os dados por questões estruturais, como resultado do exame microscópico da investigação patológica. As informações sobre este caso são apresentadas de seguida. O caso número 3 foi diagnosticado como apendicite aguda ulcero-hemorrágica, com linfangite subserosa. É de salientar o seguinte:

- Produto biológico: apêndice.
- Macroscopia: Apêndice com 80 mm de comprimento, ligeiramente espessado, esbranquiçado
- Doente do sexo masculino, com residência em zona rural.
- Microscopia: Apêndice com hemorragia, com intenso tecido linfoide reativo, capilares linfáticos e o mezzo subseroso, dilatados com conteúdo de linfoma. Sem lesões proliferativas, atípicas ou específicas.

Pathologic diagnosis	Biological product	Macroscopy
Acute ulcerated appendicitis	Appendix	Appendix long 70 mm, diameter 4-5 mm, purple
Acute ulcerated appendicitis with intestinal material retentioned in lumen	Appendix	Appendix 80mm long, slightly thickened, purple
Acute ulcero haemorrhagic Appendicitis with subserous lymphangitis	Appendix	Appendix 80mm long, slightly thickened, whitish
Acute appendicitis with peritoneal reaction	Appendix	Appendix 80mm long, purplish
Acute phlegmonous appendicitis	Appendix	Appendix long 50 mm, thickness 5-6 mm
Acute phlegmonous appendicitis with acute peritonitis	Appendix	Appendix 60 mm long, thickened
Acute phlegmonous appendicitis with appendicular empyema and acute secondary peritonitis	Appendix	Appendix 60 mm long, lilac gray
Acute gangrenosum appendicitis with acute peritonitis	Appendix	Appendix 10 cm long, swollen in the distal part

4. Dados estatísticos

Dos oito casos investigados, 5 pacientes eram do sexo masculino e apenas 3 do sexo feminino. Estes dados são apresentados em forma de gráfico abaixo.

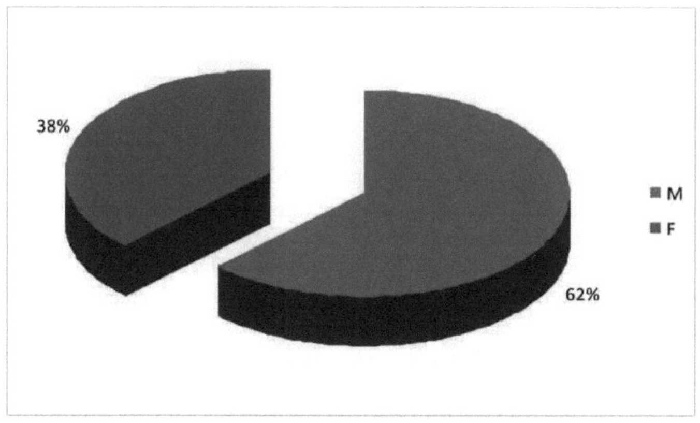

Gráfico 1: *Doentes por género*

Para um discurso mais eloquente sobre os casos selecionados para o estudo, 3 doentes residiam em zonas urbanas e apenas 5 doentes residiam em zonas rurais. Estes dados são apresentados graficamente de seguida.

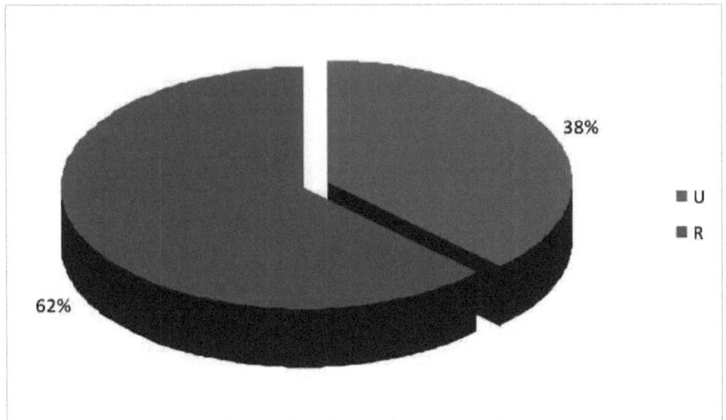

Gráfico 2: *Doentes por área de residência*

4. Conclusão

A apendicite é uma patologia que pelas suas formas e complicações nos órgãos envolventes, exige uma percentagem extremamente elevada, praticando a cirurgia. A cirurgia realizada com elevado profissionalismo tem como resultado a melhoria da saúde dos doentes, a reintegração no meio social e nas actividades diárias, a níveis óptimos.

Agradecimentos

Gostaria de agradecer ao Dr. Tim Sandle, doutorado, pela assistência prestada durante a avaliação deste capítulo.

Referências

1. Gerber GS, Guss SP, Pielet RW. "Gangrena de Fournier secundária a processos intra-abdominais". In: *Urologia,* 1994, 44(5), pp.779-82.
2. Giuliano V, Giuliano C, Pinto F, et al. "Síndrome de apendicite crónica" manifestada por um apendicólito e apêndice espessado que se apresenta como dor abdominal inferior direita crónica em adultos". In: *Radiologia de Emergência,* 2006, 12(3), pp. 96-8.
3. Groth D, Henderson SO. "Necrotizing fasciitis due to appendicitis", In: *The American Journal of Emergency Medicine*, 1999,17(6), pp.594-6.
4. Hassan S, Chavda SK, Magoha GA, Appendicectomy for recurrent and chronic appendicitis, *Trop Doct.* 200, 37(1), pp.56-7.
5. Hollerman JJ, Bernstein MA, Kottamasu SR, Sirr SA., Acute recurrent appendicitis with appendicolith, ", In: *The American Journal of Emergency Medicine,*. 1988, 6(6), pp.614-7.

6. Mukoyama, S; Mukai, M; Yasuda, S et al. "Um caso tratado com sucesso de fasceíte necrotizante grave causada por apendicite aguda: um relato de caso". In: *Jornal Tokai de Medicina Experimental e Clínica.* 2003, 28(3), pp. 139-43.

7. Nitecki, S; Karmeli, R; Sarr, MG. "Cálculos apendiculares e fecalitos como indicações para apendicectomia". In: *Cirurgia, Ginecologia e Obstetrícia,* 1990, 171(3), pp.185-8.

8. Stroh C, Rauch J, Schramm H., "Is there a chronic appendicitis in childhood? Análise de pacientes cirúrgicos pediátricos de 1993-1997", In: *Zentralblatt fur Chirurgie,* 1999, 124(12), pp. 1098-102.

9. Sgourakis, G; Sotiropoulos, GC; Molmenti,EP, et al. "Are acute exacerbations of chronic inflammatory appendicitis triggered by coprostasis and/or coproliths?, In: *World Journal of Gastroenterology,* 2008, 28,14(20), pp.3179-3182.

10. Skaane, P.. "Fístula apendicocutânea espontânea: relato de um caso e revisão da literatura", In: *Diseases of the Colon & Rectum,* 1981 ;24(7), pp. 550-4.

11. Takeda, M; Higashi, Y; Shoji, Tet al. "Fasceíte necrosante causada por uma fístula apendicocutânea primária". In: *Surgurey Today.* 2012, 42(8), pp.781-4.

ANOMALIAS CROMOSSÓMICAS

Sukriye YILMAZ

Universidade de Istambul, Faculdade de Medicina de Cerrahpa§a, Departamento de Biologia Médica, Istambul-Turquia

Resumo: Em 1956, foi descoberto o número de cromossomas humanos. Os cromossomas foram classificados em sete grupos (A-G) com base na classificação de Denver. Foram detectadas anomalias cromossómicas numéricas como a síndrome de Down, a síndrome de Turner e a síndrome de Klinefelter. Compreendeu-se a importância das anomalias cromossómicas na evolução do cancro, no prognóstico do doente e na terapêutica. Neste capítulo, é apresentado um breve resumo das anomalias cromossómicas com uma breve explicação.

Palavras-chave: Cromossomas, Anomalias cromossómicas, Translocações

1 Introdução

Os primeiros microscópios ópticos surgiram no século XV. A "célula" foi descrita pela primeira vez por Robert Hooke em 1665. Nos séculos seguintes, muitos investigadores começaram a observar a morfologia das células. A divisão celular foi conhecida no século XIX. Mais tarde, na década de 1840, um botânico suíço, Nageli, descreveu pela primeira vez estruturas em forma de fio nos núcleos das células vegetais, a que chamou "citoblasto transitório", hoje conhecidas como cromossomas. Waldayer deu o nome de "cromossoma" depois de terem sido desenvolvidas técnicas de coloração para os tornar mais perceptíveis *(chromas* = cor *em grego*; *soma* = corpo em *grego*) em 1888. Inicialmente, era difícil determinar o número diploide de cromossomas das espécies de mamíferos, uma vez que os cromossomas se encontravam amontoados e complicados na metáfase. Até meados de 1900, o número normal de cromossomas humanos não foi determinado corretamente. Tjio e Levan relataram em 1956 que o número correto era 46. Apenas alguns anos mais tarde, foram detectadas anomalias cromossómicas numéricas como a trissomia 21 na síndrome de Down, 45, X na síndrome de Turner, 47,XXY na síndrome de Klinefelter. Os cromossomas metafásicos (sólidos) foram classificados em sete grupos (de A a G) com base na classificação de Denver (1960) e, posteriormente, nas revisões efectuadas na Conferência de Londres (1963) e na Conferência de Chicago (1966).

2. Cromossoma

Os cromossomas tornam-se visíveis através de métodos de coloração especiais durante a metáfase mitótica (por vezes prófase), uma vez que os cromossomas se encontram nesta altura mais curtos e mais espessos, ou mais condensados. Na metáfase, cada cromossoma é constituído por duas cadeias idênticas denominadas *cromátides, cromátides irmãs,* que se tornam cromossomas filhos após a sua separação na anáfase. Estas cromátides irmãs podem ser vistas unidas numa construção primária conhecida como centrómero, ou lacuna não corada. Cada centrómero divide o cromossoma num braço curto, designado p (=petite) na Conferência de Paris de 1972, e num braço longo designado q('g'=grande). As duas extremidades de cada cromossoma são seladas por estruturas especiais chamadas *telómeros*. Os telómeros desempenham um papel crucial na replicação completa das extremidades dos cromossomas e na manutenção da sua integridade estrutural.

Morfologicamente, os cromossomas são facilmente classificados de acordo com a posição do centrómero. Existem 3 tipos de cromossomas humanos. Um cromossoma *metacêntrico* tem o seu centrómero perto do meio e os braços têm aproximadamente o mesmo comprimento. Um cromossoma *submetacêntrico* tem um centrómero descentrado e os braços têm comprimentos diferentes. Os cromossomas *acrocêntricos* têm braços significativamente desiguais, com o centrómero perto de uma das extremidades. O quarto tipo de cromossoma é o cromossoma *telocêntrico*, que tem o seu centrómero na extremidade e um único braço. O cromossoma telocêntrico não aparece no cariótipo humano normal, a não ser que tenha alterações estruturais. Os cromossomas acrocêntricos humanos (cromossomas 13, 14, 15, 21 e 22) têm, por vezes, apêndices semelhantes a pedúnculos, chamados *satélites*, que formam o nucléolo da célula em repouso interfásico e contêm centenas de cópias de genes para o ARN ribossómico.

Os locais frágeis são regiões cromossómicas que apresentam quebras quando as células são expostas a determinados fármacos ou cultivadas em meios com deficiência de folato. Os locais frágeis aparecem como regiões não coradas ou esticadas nos cromossomas. Atualmente, são conhecidos mais de 80 locais frágeis comuns. O número limitado de sítios frágeis está associado a doenças clínicas específicas. A presença de um local frágil Xq27.3 está associada a achados clínicos específicos, designados por síndrome do X frágil.

3. Anomalias cromossómicas

As anomalias cromossómicas podem ser divididas em três grupos que envolvem um ou mais autossomas, cromossomas sexuais ou ambos. Estas podem ser subdivididas em anomalias numéricas e estruturais (Tabela 1). A incidência global de todas as anomalias cromossómicas é de ~0,64% nos recém-nascidos. A aneuploidia é o tipo mais comum de anomalias cromossómicas clinicamente significativas (~0,38%), estando o cariótipo aneuploide sempre associado a anomalias físicas ou mentais e a atraso de crescimento em diferentes graus. A incidência de anomalias estruturais é de ~0,26%. Estas podem ser equilibradas ou desequilibradas em termos de conteúdo genómico e podem ou não ter efeitos fenotípicos.

Quadro 1: *Algumas abreviaturas utilizadas para a descrição dos cromossomas e das anomalias cromossómicas*

ABBRV.	MEANING	EXAMPLE	CONDITION
		46,XX	Normal female karyotype
		46,XY	Normal male karyotype
cen	Centromere		
del	Deletion	46,YX,del(5)(q31)	Male with terminal deletion of one chromosome 5 distal to band 5q31
der	Derivative chromosome	der(3)	Translocation chromosome derived from chromosome3 an containing the centromere of chromosome 3
dic	Dicentric chromosome	dic(X;Y)	Translocation chromosome containing the centromeres of both the X and Y chromosomes
dup	Duplication	dup(2)(q12q33)	
inv	Inversion	inv(3)(p25q21)	Pericentric inversion of chromosome 3
mar	Marker chromosome	47,XX,+mar	Female with extra, unidentified chromosome
mat	Maternal origin	47,XX,+der(1)mat	Male with extra der(1) chromosome inherited from his mot
p	Short arm of chromosome		
pat	Paternal origin		
q	Long arm chromosome		
r	Ring chromosome	46,X,r(X)	Female with ring X chromosome
rob	Robertsonian translocation	Rob(14;21)(q10;q10)	Breakage and reunion have occurred at band 14q10 and ba 21q10 in the centromeric regions of chromosomes 14 and 2
t	Translocations	46,XX,t(2,8)(q22;p21)	Female with balanced translocation between chromosomes and 8, with brakes in bands 2q22 and 8p21
+	Gain of	47,XY,+21	Male with trisomy 21
-	Loss of	45,XX,-22	Female with trisomy 22
/	Mosaicism	46,XX/47,XX,+21	Female with two populations of cells, one with a normal karyotype and one with trisomy 21

3.1. Anomalias numéricas

As anomalias do número de cromossomas envolvem a perda ou o ganho de um ou mais cromossomas, designados por *aneuplóides.* Qualquer número cromossómico que seja um múltiplo exato do número cromossómico haploide (n) é designado por *euploide.*

3.1.1. Aneuploidia

A aneuploidia é o tipo mais prevalente e clinicamente significativo de anomalias cromossómicas humanas. Ocorrem em pelo menos 5% de todas as gravidezes.

3.1.1.1. Monossomia

A ausência de um único cromossoma é designada por monossomia. A monossomia de um cromossoma autossómico (1-22 cromossomas) é quase sempre letal. Uma exceção importante é a falta de contribuição de um cromossoma X ou Y, que resulta num cariótipo 45,X (Fig.1). Esta situação é designada por síndroma de Turner. Foi descrita pela primeira vez em 1938 e a ausência de um corpo de Barr, consistente com a presença de apenas um cromossoma X, foi definida em 1954. A confirmação citogenética da síndrome de Turner ocorreu em 1959. À nascença, muitos bebés com síndrome de Turner parecem completamente normais. Por vezes, apresentam resíduos de edema intrauterino com extremidades inchadas e teias no pescoço. Outros achados clínicos são a baixa estatura, a baixa linha do cabelo e a disgenesia gonadal. A incidência em bebés do sexo feminino nascidos vivos é baixa, estimando-se que seja de 12 em 10.000 recém-nascidos.

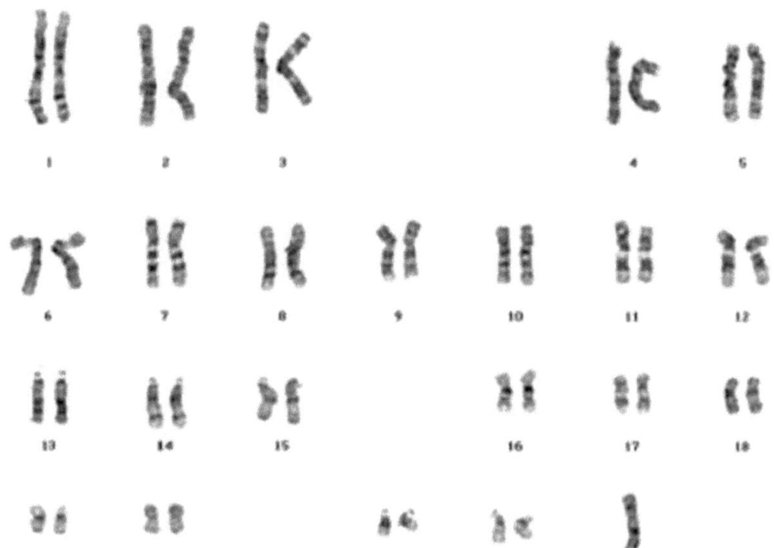

Figura 1: Cariótipo 45, X, síndrome de Turner. *(Da Universidade de Istambul, Faculdade de Medicina de Cerrahpa§a, Departamento de Ciências Médicas, Divisão de Arquivos de Citogenética*

3.1.1.2. Trissomia

A presença de qualquer parte do genoma ou de um cromossoma inteiro extra é designada por trissomia. Apenas três trissomias autossómicas, as dos cromossomas 13, 18 e 21, ocorrem com uma frequência percetível em recém-nascidos vivos. O tipo mais comum de trissomia em recém-nascidos vivos é a trissomia do cromossoma 21, a constituição cromossómica observada em 95% dos doentes com síndrome de Down (cariótipo Down feminino 47,XX,+21 ou masculino 47,XY,+21) (Fig.2).

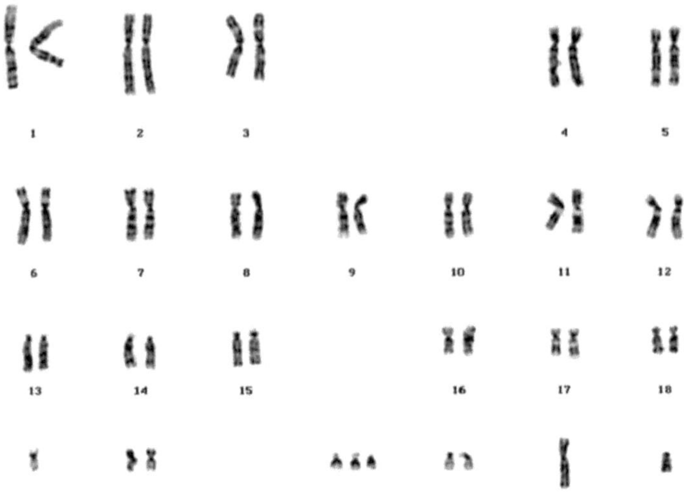

Figura 2: *Cariótipo de um homem com síndrome de Down devido a não disjunção (banda G). (Da Universidade de Istambul, Faculdade de Medicina de Cerrahpa§a, Departamento de Ciências Médicas, Arquivos da Divisão de Citogenética)*

A síndrome de Down é a menos grave das síndromes trissómicas autossómicas. O nome desta doença deriva do Dr. Langdom Down, que a descreveu pela primeira vez em 1866. A primeira descrição de uma anomalia cromossómica específica associada a uma determinada doença foi feita por Leujene e seus colegas em Paris, em 1959. Normalmente, pode ser diagnosticada à nascença ou pouco tempo depois pelas suas caraterísticas dismórficas. Cerca de 1 em cada 850 crianças nasce com síndrome de Down. A síndrome de Down é caracterizada por atraso mental moderado, baixa estatura, hipotonia, fissuras palpebrais oblíquas, pregas epicânticas e outros achados.

A síndrome de Patau (Trissomia 13) e a síndrome de Edwards (Trissomia 18), que são doenças muito graves, foram descritas pela primeira vez em 1960. Estas síndromes são marcadas por um grave comprometimento neorológico e anomalias cardíacas, para além de defeitos em muitos outros sistemas orgânicos. A incidência destas síndromes é de aproximadamente 1 criança em cada 5000 recém-nascidos.

Embora o mecanismo de formação da aneuploidia não seja totalmente compreendido, o mecanismo mais comum é a não-disjunção cromossómica meiótica. Esta é geralmente causada pela falha na separação de um dos pares de cromossomas homólogos durante a anáfase da meiose. As consequências da não-disjunção na meiose 1 e II diferem nos cromossomas encontrados no gâmeta (óvulo e espermatócitos). Se ocorrer um erro durante a meiose 1, o gâmeta contém ambos os homólogos de um par de cromossomas. Em contrapartida, se a não-disjunção ocorrer na meiose II, o gâmeta recebe duas cópias de um dos homólogos do par de cromossomas (Fig.3.).

A não-disjunção também pode ocorrer durante uma divisão mitótica precoce do zigoto. Se isto acontecer numa divisão mitótica precoce do zigoto em desenvolvimento, o resultado é a presença de duas ou mais linhas celulares diferentes, um fenómeno conhecido como *mosaicismo.*

Em algumas culturas celulares de longa duração e em algumas linhas de células cancerosas, a não-disjunção mitótica pode levar a um cariótipo altamente anormal.

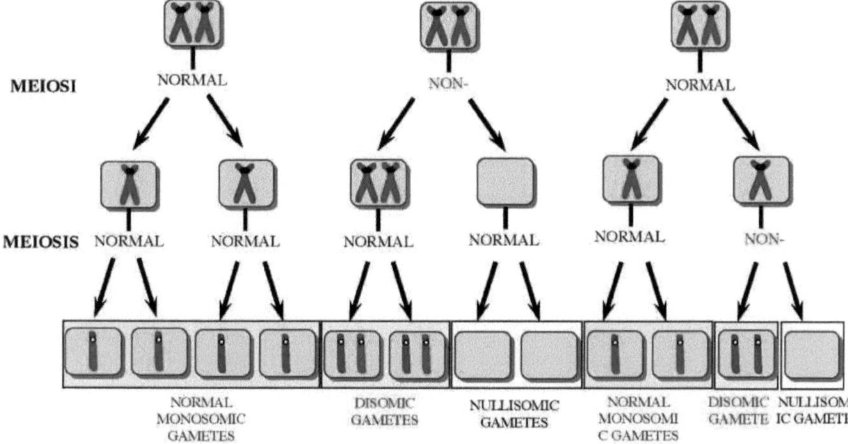

Figura 3: *Segregação na meiose de um único par de cromossomas na meiose normal (esquerda) e não disjunção na meiose I (centro) e não disjunção na meiose II (direita).*

3.1.2. Poliploidia

As células poliplóides contêm múltiplos do número haploide (n=23) de cromossomas, tais como 69, *triploidia* (3n) (Fig. 4), ou 92, *tetraploidia* (4n). A poliploidia é uma condição rara e é letal em humanos. A triploidia e a tetraploidia foram observadas em fetos. No homem, as células triploides são frequentemente encontradas em tecidos de produtos de concepções de abortos habituais e nados-mortos. A sobrevivência após o nascimento com células triploides em todos os tecidos do corpo é extremamente rara. Só foram descritos alguns nados-vivos triplóides e todos morreram pouco tempo depois do nascimento.

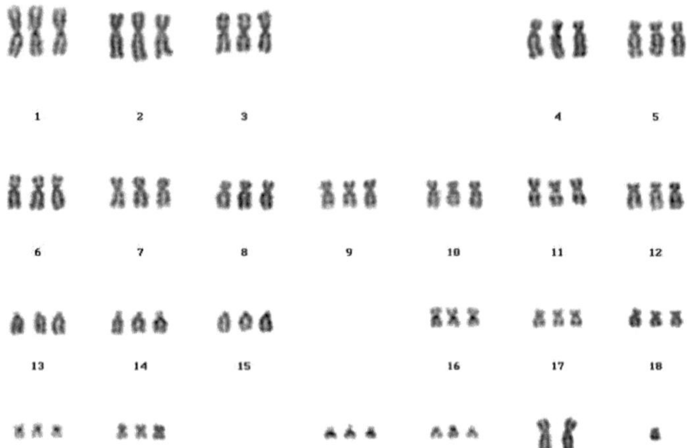

Figura 4: *Triploidia, 69,XXY. (Da Universidade de Istambul, Faculdade de Medicina de Cerrahpaca, Departamento de Ciências Médicas, Arquivos da Divisão de Citogenética)*

3.2. Anomalias estruturais

As anomalias cromossómicas estruturais ocorrem por quebra, recombinação ou troca de cromossomas (Fig. 5). São classificadas como equilibradas ou não equilibradas. As anomalias equilibradas têm o complemento normal de material cromossómico, sem perda ou ganho de material genético. Os rearranjos não equilibrados apresentam acréscimo ou falta de material genético.

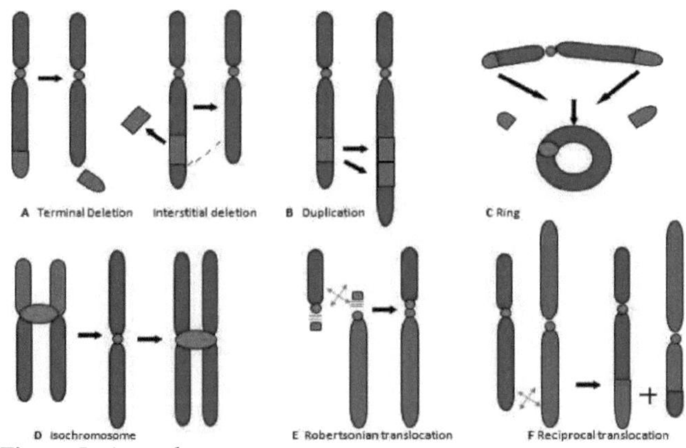

Figura 5: *Anomalias estruturais*

3.2.1. Translocações

Uma translocação refere-se à transferência de material genético de um cromossoma para outro. Existem dois tipos principais de translocação: recíproca e não recíproca.

3.2.1.1. Translocações recíprocas

Uma translocação recíproca envolve a quebra de pelo menos dois cromossomas não-homólogos com troca dos fragmentos. Isto ocorre para formar dois novos cromossomas derivados (Fig. 6). Normalmente, o número total de cromossomas não é alterado e permanece 46. Se os fragmentos trocados forem de tamanho aproximadamente igual, uma translocação recíproca pode ser identificada através de estudos detalhados de bandeamento cromossómico (bandas>550) ou FISH.

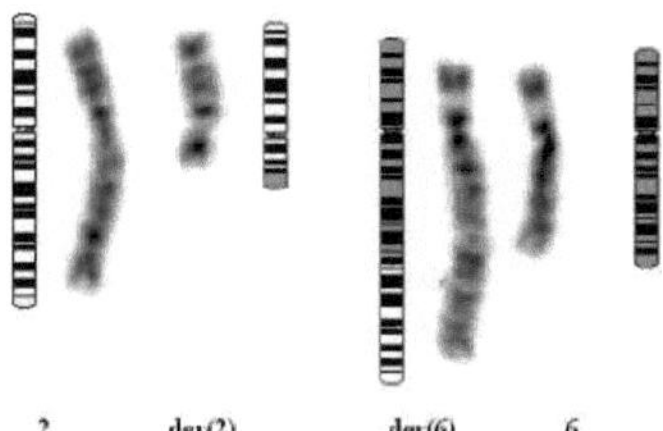

Figura 6: *Apresentação da translocação recíproca do braço longo do 2º e 6º cromossomas através de idiograma parcial e cariograma parcial. (Da Universidade de Istambul, Cerrahpasa Medical Faculty, Department of Medical Science, Division of Cytogenetics Archives)*

Embora as translocações recíprocas não tenham geralmente efeitos fenotípicos, existe um risco elevado de gâmetas desequilibrados e de descendência anormal. Estas translocações são mais frequentemente encontradas em casais com abortos habituais e em homens inférteis.

3.2.I.2. Translocações Robertsonianas

Uma translocação Robertsoniana resulta da quebra de dois cromossomas acrocêntricos (números 13, 14, 15, 21 e 22) que se fundem perto da região centromérica com perda dos braços curtos (Fig. 7). Estas translocações não são recíprocas e são designadas por *fusão cêntrica*. O número total de cromossomas é reduzido para 45. Esta situação é funcionalmente equilibrada. Como não há perda ou ganho de material genético importante, é o tipo mais comum (~0,1%) de rearranjo cromossómico observado no ser humano.

Um portador de uma translocação Robertsoniana tem um fenótipo normal. Existe o risco de gâmetas desequilibrados e descendência desequilibrada. A importância clínica deste tipo de translocação é que os portadores de translocação Robertsoniana envolvendo o cromossoma 21 correm o risco de gerar uma criança com síndrome de Down de translocação. Aproximadamente 4% dos portadores da síndrome de Down têm uma translocação Robertsoniana entre o cromossoma 21q e outros cromossomas acrocêntricos.

14 21 rob(14,21)

Figura 7: *Uma transloacação de tipo Robertsoniano observada entre o 14º e o 21º cromossomas. (Da Universidade de Istambul, Faculdade de Medicina de Cerrahpasa, Departamento de Ciências Médicas, Divisão de Arquivos de Citogenética)*

3.2.2. Supressões

Uma deleção envolve a perda de uma parte do cromossoma e resulta numa monossomia parcial desse segmento cromossómico (Fig. 8). Uma deleção muito grande é geralmente incompatível com a sobrevivência até o termo. Qualquer deleção que resulte na perda de mais de 2% do genoma haploide total terá um resultado letal.

As deleções são reconhecidas como existentes em dois níveis, podendo ser visualizadas ao microscópio ou não. Em 1963, Lejune e os seus colegas descreveram um bebé com atraso mental e várias anomalias congénitas. Este doente tinha um choro caraterístico que se assemelhava muito ao miado de um gato. Por isso, a doença foi designada por síndrome *do "cri du chat"* e está associada a uma deleção do braço curto do cromossoma 5. A outra deleção microscopicamente visível das porções terminais do cromossoma 4 causa a síndrome de *Wollf-Hirschhorn.* Ambas as doenças são raras, com uma incidência estimada de cerca de 1 em 50 000 nascimentos.

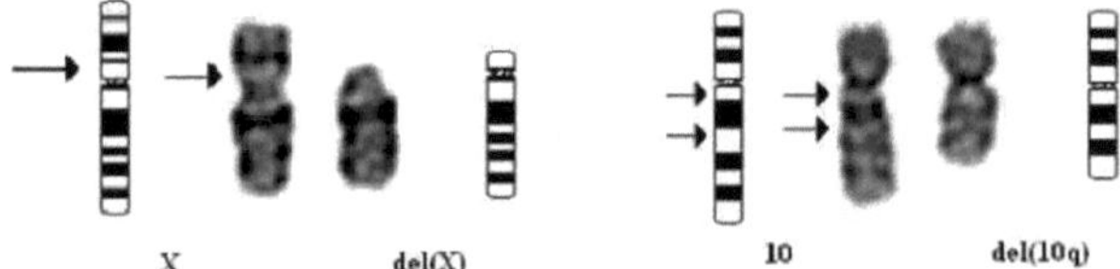

Figura 8. Cromossoma X normal e deletado, b. Cromossoma 10 normal e deletado. *(Da Universidade de Istambul, Faculdade de Medicina de Cerrahpasa, Departamento de Ciências Médicas, Arquivos da Divisão de Citogenética)*

Foram identificadas microdeleções submicroscópicas com a ajuda de bandeamento prometafásico de alta resolução e por estudos de FISH. Foram demonstradas várias síndromes anteriormente inexplicadas associadas a deleções cromossómicas intersticiais específicas, tais como as síndromes de Prader-Willi e Angelman (15q11- q13), a síndrome de DiGeorge (22q11) e a síndrome de Miller-Dieker (17p).

3.2.3. Inserções

Uma inserção é outro tipo de translocação não recíproca. Ocorre quando um segmento de um cromossoma é inserido num cromossoma diferente. As inserções são relativamente raras, porque requerem três quebras cromossómicas. Os portadores de uma inserção correm um risco de 50% de produzir gâmetas desequilibrados.

3.2.4. Inversões

Uma inversão é um rearranjo de duas quebras envolvendo um único cromossoma em que um segmento é invertido na sua posição. As inversões são de dois tipos.

3.2.4.1. Inversões paracêntricas

Se o segmento de inversão envolver apenas um braço do cromossoma, é conhecido como inversão paracêntrica (do grego *para,* além do centrómero).

Um indivíduo portador de uma inversão paracêntrica pode produzir gâmetas desequilibrados. Os cromossomas recombinantes desequilibrados são acêntricos ou dicêntricos.

3.2.4.2. Inversões pericêntricas

Se o segmento de inversão envolver o centrómero, é designado por inversão pericêntrica (do grego *peri,* à volta do centrómero). As inversões pericêntricas podem ser mais fáceis de identificar citogeneticamente porque alteram a proporção dos braços dos cromossomas, bem como o padrão de bandas.

Uma anomalia cromossómica estrutural comum é a inversão pericêntrica do cromossoma 9, também conhecida como *heteromorfismo* e que não se pensa ter qualquer importância clínica. A menos que um dos pontos de quebra tenha interrompido um gene importante, as inversões são rearranjos equilibrados que raramente causam problemas nos portadores.

Uma pessoa portadora de uma inversão pericêntrica pode produzir gâmetas desequilibrados durante a meiose 1. Isto pode levar tanto à duplicação como à eliminação de segmentos cromossómicos para gâmetas desequilibrados.

3.2.5. Cromossomas em anel e marcadores

Um cromossoma em anel ocorre quando um cromossoma sofre duas quebras e as extremidades quebradas do cromossoma reúnem-se como um anel (Fig. 9). Os dois fragmentos cromossómicos distais são perdidos. Se o cromossoma em anel formado for um autossoma, os efeitos clínicos são geralmente graves.

Os cromossomas em anel são instáveis tanto na mitose como na meiose, pelo que é normalmente visível um cromossoma em anel apenas numa parte das células. As outras células do indivíduo portador do cromossoma em anel são geralmente monossómicas.

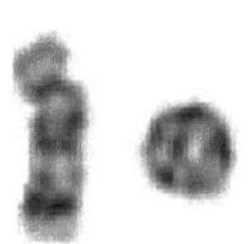

Figura 9: *O anel do cromossoma 18. (Da Universidade de Istambul, Faculdade de Medicina de Cerrahpasa, Departamento de Ciências Médicas, Arquivos da Divisão de Citogenética)*

O cromossoma marcador é um cromossoma anormal estrutural pequeno, extra e não identificado. É frequentemente observado numa situação de mosaico. Os cromossomas marcadores são normalmente adicionais ao cariótipo cromossómico normal e são designados por cromossomas anómalos estruturais extra ou cromossomas supranumerários. O risco de uma anomalia fetal pode ser diferente (de muito baixo a 100%), dependendo da origem do cromossoma marcador (autossomas ou gonossomas e fragmentos de cromossomas grandes envolvidos)

3.2.6. Isocromossomas

Um isocromossoma mostra a perda de um braço e a duplicação do outro braço. O mecanismo que mais pode levar à formação de isocromossomas é a divisão incorrecta do centrómero, que se dividiu transversalmente em vez de longitudinalmente. O isocromossoma mais frequentemente observado envolve o braço longo do cromossoma X. Aproximadamente 15% de toda a síndrome de Turner tem um cariótipo (46,X,i(Xq)).

3.3. Mosaicismo e quimerismo (mixoploidia)

O mosaicismo cromossómico é a presença de duas ou mais linhas celulares que diferem no seu material genético num indivíduo ou num tecido, mas que são derivadas de um único óvulo fertilizado. Uma causa prevalente de mosaicismo cromossómico é a não-disjunção numa divisão mitótica embrionária precoce. O mosaicismo é responsável por 1-2% de todos os casos clinicamente reconhecidos de síndrome de Down. O quimerismo é a presença de diferentes linhas celulares derivadas de diferentes zigotos.

4. Cromossoma e cancro

As alterações citogenéticas são comuns nas células malignas, que frequentemente apresentam variações óbvias no número e na estrutura dos cromossomas. As anomalias cromossómicas são indicadores de cancro, quer esporádico quer familiar, especialmente na fase mais maligna ou invasiva do desenvolvimento do tumor. As alterações citogenéticas conduzem a uma progressão do cancro nos genes envolvidos na manutenção da estabilidade e integridade dos cromossomas e na garantia de uma segregação mitótica precisa. Certas anomalias citogenéticas encontradas repetidamente num tipo específico de cancro são provavelmente mutações cromossómicas determinantes envolvidas no início ou na progressão da neoplasia maligna.

Inicialmente, a maioria dos estudos citogenéticos da progressão tumoral foi efectuada em leucemias. Com efeito, as células tumorais podiam ser cultivadas e cariotipadas por métodos padrão. Em 1960, os cientistas de Filadélfia descreveram pela primeira vez um cromossoma anormal em glóbulos brancos de doentes com leucemia mieloide crónica. O cromossoma anormal, designado por cromossoma Filadélfia ou Ph1, é uma anomalia adquirida que se encontra nas células do sangue ou da medula óssea, mas não noutros tecidos destes doentes. O Ph1 é um cromossoma minúsculo e, com o tempo, compreendeu-se que é t(9;22)(q34;q11). As translocações cromossómicas podem dar origem a novos genes quiméricos com função bioquímica alterada ou nível de atividade proto-oncogene.

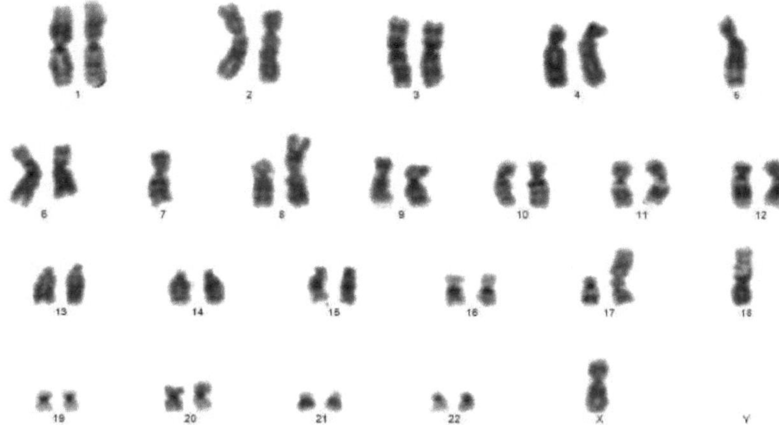

Figura 10: *O cariótipo :42,X,-Y,del(2)(p22),-5,del(6)(q13q21),-7,add(8)(p23), dic(17;?) (p12?;?), -18, add(18)(p11) pertencente à Neoplasia Miyeloproliferatif pateint. (Da Universidade de Istambul, Faculdade de Medicina de Cerrahpasa, Departamento de Ciências Médicas, Arquivos da Divisão de Citogenética)*

O neuroblastoma, o cancro colorrectal e os glioblastomas malignos do cérebro são amplificações genéticas comuns em muitos tipos de cancro. A hibridação comparativa do genoma ou a sequenciação do genoma completo e os estudos citogenéticos são os métodos fundamentais de deteção de segmentos amplificados de ADN. Existem numerosos e diferentes cromossomas e alterações genómicas nas células cancerosas (Fig. 10). A relação entre a análise citogenética e genómica e o tipo de cancro e a eficácia da terapêutica é crucial para a gestão dos doentes com cancro.

Referências

1. Barch, MJ; Knutsen, T; Spurbeck JL. *The AGT Cytogenetics Laboratory Manual,* (3ª ed.) Philadelphia, Lippincott-Raven Publishers, 1997.
2. Qrakoglu, A; Yilmazm, §; Kuru, RD, et al "Structural Chromosome Abnormalities in Couples with Recurrent Pregnancy Loss", In: *Turkiye Klinikleri Journal of Medical Sciences,* 2010, 30(4), pp. 1185-8.
3. Durmaz AA, Karaca E, Demkow U, Toruner G, Schoumans J, Cogulu O. "Evolution of Genetic Techniques: Past, Present, and Beyond". In: *BioMed Research International* 2015,2015, PP 71
4. Ferguson-Smith, MA. "História e evolução da citogenética". In: *Molecular Cytogenetics,* 2015, 20(8), pp.8- 19.
5. Kannan, TP; Zilfalil, BA. "Citogenética: passado, presente e futuro". In: *Jornal Malaio de Ciências Médicas*, 2009, 16(2), pp. 4-9.
6. Liehr, T (ed): *Fluorescence In Situ Hybridization (FISH). Guia de aplicação.* Verlag Berlin Heidelberg, 2009, Springer.
7. Miller, OJ; Therman E. *Human Chromosomes*, 4ª Ed. Verlag, New York, Inc. 2001,

Springer.
8. Nussbaum, RL; McInnes, RR; Willard, HF: *Thompson Genetics in Medicine* 8th ed, Canadá, 2016, Elsevier.
9. Shaffer, LG; Mc-Gowan-Jordan, J; Schmid, M (Eds): "ISCN 2013: An International system for human cytogenetic nomenclature" [Sistema internacional de nomenclatura citogenética humana], Basileia, 2013, Karger.
10. Silahtaroglu, A; Hacihanefioglu, S; Yilmaz, §, et al "Um pequeno marcador supranumerário do cromossoma X identificado por hibridação in situ". In: *Clinical Genetics,* 47, pp. 270-273, 1995.
11. Speicher MR, Antonarakis SE, Motulski AG (Eds). *Vogel and Motulsky's Human Genetics. Problems and Approaches*, 4th Ed, Verlag Berlin Heidelberg, Springer, 2010.
12. Tarkan-Arguden Y; Ar MC; Yilmaz § et al. "Cytogenetic clonal evolution in patients with chronic myeloid leukemia". In: *Biotecnologia & Equipamentos Biotecnológicos,* 23(4), pp. 1515-20 (2009).
13. Turnpenny, PD; Ellard S. *Emery's Elements of Medical Genetics,* 13ª Ed. Churchill Livingstone, Elsevier 2007.
14. Ulutin, T; Deviren, A (Ed): *Temel Genetik Ders Kitabi.* Istanbul Universitesi Basim ve Yayinevi, 2009.
15. Weinberg, RA (Ed): The Biology of Cancer. Newyork, Abingdon, 2007, Garland Science, Taylor & Francis Group, LLC
16. Yilmaz, §; Tarkan-Arguden Y, Kuru Det al. "Síndrome do mosaico supranumerário r(8). Carta ao Editor". In: *Genetic Counseling,* 16(2), pp. 187-190, 2005.
17. Yosunkaya-Fenerci, E; Guven, GS; Kuru, D et al. "Supernumerary chromosome der(22)t(11;22): A síndroma de Emanuel associa-se a novas caraterísticas". In: *Genetic Counseling,* 18(4), pp. 401-8, 2007.
18. Yuksel, A; Seven M, Karaman B; Yilmaz, S, et al. "Neuroblastoma numa rapariga dismórfica com uma dullicação parcial de 2p causada por uma translocação desequilibrada". In: *Clinical Dysmorphology,* 2002, 11(2), pp. 39-42. Errata em Clin Dysmorphol. 2002, 11(2), pp.154.

DETECÇÃO DAS VARIANTES GENÉTICAS DAS DOENÇAS PSIQUIÁTRICAS

Mujgan CENGIZ

Burcu BAYOGLU

Universidade de Istambul, Faculdade de Medicina de Cerrahpasa, Departamento de Biologia Médica

Resumo: Os estudos de psiquiatria biológica podem ser facilmente pesquisados do ponto de vista neuroendócrino, genético e neuroquímico. As alterações dos sinais cerebrais são muito importantes para o desenvolvimento de doenças mentais. Os neurotransmissores mais comuns são a acetilcolina, a dopamina, a norepinefrina e a serotonina, cuja síntese e quantidade variam consoante a população. As mutações podem provocar alterações na sequência do ADN e, consequentemente, doenças genéticas. Para além das doenças com mutações conhecidas, existem algumas que são portadoras de variantes genéticas. O polimorfismo, definido como a presença de dois ou mais fenótipos diferentes numa mesma população, é também conhecido como diversidade genética. O polimorfismo pode afetar a atividade de proteínas e enzimas relacionadas. Nas investigações, foram estudados os polimorfismos nos genes da serotonina e da COMT em algumas doenças psiquiátricas selecionadas através do método da reação em cadeia da polimerase (PCR).

Palavras chave: Variantes genéticas, psiquiatria biológica, reação em cadeia da polimerase

1. Introdução

Os cromossomas têm uma grande molécula de ADN e essa molécula de ADN contém uma sequência linear de muitos genes. Um gene pode produzir proteínas funcionais da molécula de ADN, proteínas estruturais e genes de ARN catalítico. A mutação pode ser observada no genoma e pode causar alterações nas sequências de ADN, mas raramente causa doenças. As mutações no genoma podem ser transmitidas por herança e causar doenças. As mutações podem ser cromossómicas, genómicas e genéticas. As mutações genéticas podem ser mutações pontuais, deleções, inserções e mutações de frameshift, duplicações, repetições de trinucleótidos. [1] As doenças mais conhecidas são a fenilcetonúria, a fibrose cística, a doença de Tay-Sachs, a distrofia muscular de Duchenne e as hemoglobinopatias. Para além destas doenças mutacionais clássicas e conhecidas, existem algumas doenças que são portadoras de variantes genéticas, que se devem ao facto de as proteínas sintetizadas serem polimórficas. O polimorfismo é definido como dois ou mais fenótipos diferentes que podem ser apresentados na mesma população, o que também é conhecido como diversidade genética. Em qualquer segmento de ADN humano, aproximadamente 1000 pares de nucleótidos de comprimento contêm apenas uma variação de um par de bases em dois indivíduos da população. As diferentes versões de uma determinada sequência de ADN num locus cromossómico são designadas por alelos. Se existirem 2 alelos relativamente comuns num locus na população, esse locus pode ser designado como polimórfico. A alteração do ADN deve ser observada em pelo menos 1% da população para que haja polimorfismo. A diferença entre polimorfismo e mutação é esta diferença na incidência da doença. As mutações são raras de acordo com os polimorfismos. [2]

Os polimorfismos afectam a incidência da doença e podem causar diferenças na resposta aos medicamentos. Os polimorfismos podem afetar a atividade de proteínas e enzimas relacionadas.

2. Psiquiatria biológica

Os estudos de psiquiatria biológica podem ser pesquisados basicamente do ponto de vista neuroendócrino, genético e neuroquímico.

As alterações dos sinais cerebrais são muito importantes para o desenvolvimento de doenças mentais (ao nível das sinapses químicas).

A primeira molécula designada como neurotransmissor é a acetilcolina (Ach). A acetilcolina aparece nas sinapses neuromusculares e nas sinapses neurónio-neurónio. [3]

É sintetizada a partir da terminação nervosa pela colina acetiltransferase e quebrada pela enzima acetilcolina esterase. [4] Existem 3 neurotransmissores de aminoácidos principais no sistema nervoso central, o ácido gama-aminobutírico (GABA), a glicina e o ácido glutâmico. O GABA e a glicina são neurotransmissores inibitórios, o glutamato e o aspartato são neurotransmissores excitatórios.Os neurotransmissores monoaminérgicos como a dopamina, a norepinefrina e a serotonina são os neurotransmissores mais importantes na fisiopatologia das doenças mentais e nos mecanismos de eficácia dos psicotrópicos.

Podem ser classificados como:

- Catecolaminas (dopamina, norepinefrina)
- Indoleaminas (serotonina) e óxido nítrico.

O óxido nítrico tem propriedades específicas, não podendo ligar-se a receptores membranares, mas podendo difundir-se para o interior da célula e ligar-se a receptores no interior da célula. A catecol-O-metiltransferase (COMT) é uma enzima responsável pela degradação das catecolaminas e pelo metabolismo dos neurotransmissores do SNC (sistema nervoso central). Está localizada no cromossoma 22q11 e expressa-se no hipocampo e no córtex pré-frontal.

BIOSSÍNTESE DE CATECOLAMINAS

L - tirosina

↓Tirosina hidroxilase

L- DOPA (3,4-hidroxifenilalanina)

↓ DOPA descarboxilase

Dopamina

↓Dopamina - β- hidroxilase

Norepinefrina (NE: noradrenalina ouNA)

↓ Feniletanolamina N-metiltransfeherase

Epinefrina (Adrenalina)

BIOSSÍNTESE DA SEROTONINA

Triptofano

↓ Tritofano-hidroxilase

5 - hidroxitriptofano

↓ Descarboxilase

5 -hidroxitriptamina (5- HT, serotonina)

Muitos dos antipsicóticos atípicos são inibidores dos receptores da dopamina 2 e da serotonina 2A. Mas podem afetar muitos outros tipos de receptores e transportadores.

Os antipsicóticos atípicos são utilizados na doença esquizoafetiva e nas perturbações bipolares. O quadro seguinte apresenta os medicamentos que afectam os sistemas receptores.

Quadro 1: *Fármacos que influenciam os sistemas receptores*

Risperidone	D2, 5-HT2A, 5-HT7, α1, α2
Sertindole	D2, 5-HT2A, 5-HT2C, 5-HT6, 5-HT7, D3, α1
Ziprasidone	D2, 5-HT2A, 5-HT1A, 5-HT1D, 5-HT2C, 5-HT7, D3, α1, NRI, SRI
Loxapine	D2, 5-HT2A, 5-HT6, 5-HT7, D1, D4, α1, M1, H1, NRI
Clozapine	D2, 5-HT2A, 5-HT1A, 5-HT2C, 5-HT3, 5-HT6, 5-HT7, D1, D3, D4, α1, α2, M1, H1
Olanzapine	D2, 5-HT2A, 5-HT2C, 5-HT3, 5-HT6, D1, D3, D4, D5, α1, M1-5, H1
Quetiapine	D2, 5-HT2A, 5-HT6, 5-HT7, α1, α2, H1

Os sistemas receptores afectados pelos antipsicóticos estão resumidos no Quadro 1.

Vamos resumir alguns estudos sobre estes polimorfismos.

O polimorfismo COMT Val158Met é importante em doenças psiquiátricas, pois resulta na substituição do aminoácido valina por metionina. Esta alteração afecta a regulação dopaminérgica do córtex pré-frontal. O genótipo Met158-Met está associado a uma atividade enzimática 3-4 vezes mais reduzida do que o genótipo Val158Val, e o genótipo Val158Met tem uma atividade intermédia. [5]

A serotonina (5-hidroxitriptamina; 5-HT) é um neurotransmissor monoamina que tem lugar no sistema nervoso periférico central e regula a libertação de dopamina. Estudos recentes mostram que a serotonina pode ter um papel importante na patogénese das doenças psiquiátricas. A serotonina (5-HT) é libertada dos terminais sinápticos e removida da fenda sináptica pela proteína transportadora de serotonina (5-HTT, SERT). [6]

Num estudo realizado por Karacetinet al., a distribuição genotípica dos polimorfismos COMT Val158Met e 5HTR2A 102T/C foi investigada em 105 doentes com perturbação do pânico (DP) e 130 controlos. O COMT Val158-Met é um polimorfismo no códão 158 que resulta em variações na atividade enzimática do COMT com alelos de alta (H) e baixa atividade (L). [7]

Os polimorfismos dos genes 5HTR2A e COMT foram identificados através da reação em cadeia da polimerase (PCR) e da análise do polimorfismo de comprimento de fragmentos de restrição (RFLP).

Foi encontrada uma relação significativa entre o polimorfismo COMT Val158Met e a DP. Não foram encontradas diferenças significativas nas distribuições genotípicas ou nas frequências alélicas dos polimorfismos 5HTR2A entre os grupos de DP e de controlo.

Num outro estudo realizado por Cengiz et al., a relação entre o polimorfismo COMT -287A/G (rs2097063) no promotor da COMT, o transportador de serotonina (5-HTT) 5-HTTLPR e os polimorfismos rs16965628 foi investigada em 80 doentes obsessivos compulsivos (TOC) e 100 indivíduos de controlo(8).Os pacientes e os controlos foram genotipados para os polimorfismos COMT rs2097063 e SLC6A4 rs16965628 por PCR em tempo real (RT-PCR). Quando o grupo TOC e os controlos foram comparados, não foi encontrada diferença significativa entre os polimorfismos COMT - 287A/G (rs2097063), 5-HTTLPR I/D e TOC. No entanto, foi encontrada uma diferença significativa entre o polimorfismo 5- HTTrs16965628 e o TOC (p = 0,025, OR= 3,43,95% CI 1,41-10,35).

Num outro estudo, comparámos as frequências genotípicas e alélicas do polimorfismo T102C em 76 doentes com esquizofrenia e 165 controlos saudáveis. Não foram observadas diferenças significativas na distribuição dos três genótipos (T/T, T/C e C/C) e nas frequências alélicas nos controlos e nos doentes com esquizofrenia. [9]

No estudo realizado por Bayoglu et al., o objetivo era determinar a frequência dos polimorfismos em dois genes relacionados com a angiotensina, a enzima de conversão da angiotensina (ECA) e o recetor de angiotensina II tipo I (ATr1) em 127 doentes com perturbações de pânico e 169 controlos. [10] O estudo sugeriu que os polimorfismos da ECA I/D e do ATr1 A1166C não estavam associados ao risco de DP em doentes turcos com polimorfismo de inserção/deleção da ECA, mas o alelo de inserção era mais frequente no subgrupo masculino de doentes.

3. Reação em cadeia da polimerase (PCR) - Polimorfismo de comprimento de fragmento de restrição (RFLP)

A Reação em Cadeia da Polimerase (PCR) é uma tecnologia em biologia molecular utilizada para amplificar um pedaço específico de ADN, gerando milhões de cópias de uma determinada sequência de ADN. Foi desenvolvida em 1983 por Kary Mullis e é atualmente uma técnica comum utilizada na investigação médica e biológica[11]. [11] As aplicações da PCR utilizadas em laboratórios de investigação incluem a clonagem de ADN para sequenciação, o diagnóstico de doenças hereditárias, a identificação de impressões digitais de ADN e também o diagnóstico de doenças infecciosas.

As variações genéticas, como os polimorfismos de nucleótido único (SNP) ou os polimorfismos de inserção/deleção (indel), amplamente associados a doenças psiquiátricas, são detetadas por métodos PCR-RFLP.

O método PCR baseia-se em ciclos térmicos. Consiste em reacções repetidas de aquecimento e arrefecimento para a fusão do ADN e a replicação enzimática do ADN. À medida que o procedimento de PCR progride, o modelo de ADN é utilizado para a replicação com um par de primers e ADN polimerase como uma reação em cadeia. Como resultado desta reação em cadeia da polimerase, um pedaço de ADN modelo é amplificado exponencialmente.

Numa reação PCR básica, alguns componentes e reagentes utilizados para o procedimento são os seguintes:

- Modelo de ADN

O modelo de ADN contém a região de interesse a amplificar.

- Dois primários

Estes iniciadores são os oligonucleótidos complementares às extremidades 3' das cadeias de sentido e anti-sentido da região-alvo de interesse.

- Taq polimerase

Uma polimerase de ADN estável ao calor originária da bactéria *Thermusaquaticus.*

- Trifosfatos de desoxinucleótidos (dNTPs)

Os dNTPs são utilizados como blocos de construção para as novas cadeias de ADN.

- Tampão

O tampão proporciona um ambiente químico para a atividade óptima e a estabilidade da ADN polimerase.

- Iões de magnésio (Mg2+)

Os iões Mg2+ são utilizados como co-factores para a DNA polimerase termoestável na reação de PCR.

A reação de PCR é normalmente realizada em 10-200 //l em tubos de reação com termocicladores. Consiste em 20-40 ciclos repetidos com 3 passos.

Estes passos são:

1-Passo de desnaturação

94-98 °C para a desnaturação do ADN.

2- Etapa de recozimento

50-60 °C para a hibridação dos iniciadores na cadeia.

3- Passo de extensão/alongamento

72 °C para que a ADN polimerase sintetize uma nova cadeia de ADN complementar ao modelo de ADN, utilizando os dNTPs na direção 5' a 3'.

É também necessário um passo final de alongamento efectuado a 70-74 °C para que qualquer ADN de cadeia simples remanescente se prolongue.

O processo de PCR tem 3 fases. Estas são: 1) A fase exponencial em que, em cada ciclo, a quantidade do produto da PCR é duplicada. Esta fase é também de elevada precisão. 2) A fase linear, na qual a reação abranda à medida que a ADN polimerase perde a sua atividade e ocorre o consumo dos reagentes. 3) Fase de planalto em que não se acumula mais produto de PCR devido ao esgotamento dos reagentes e da enzima polimerase.

Atualmente, existem vários tipos de PCR utilizados na investigação biomédica. A PCR em tempo real é um dos tipos. Para além dos componentes e reagentes básicos utilizados na PCR convencional, são também utilizadas sondas de ADN com fluoróforos para detetar os SNP em tempo real. A maior parte das sondas de hibridação são utilizadas para detetar os genótipos dos SNP de acordo com as suas temperaturas de fusão (Tm).

Um dos desenvolvimentos mais importantes da tecnologia do ADN recombinante foi a descoberta de enzimas que catalisam a clivagem do ADN de cadeia dupla em sequências específicas de nucleótidos. Estas enzimas são denominadas endonucleases de restrição. Esta descoberta foi feita a partir de um mecanismo de defesa das bactérias que se protegem de moléculas de ADN estranhas transportadas para a célula. O genoma das bactérias contém um padrão de metilação do ADN específico do hospedeiro. Quando um ADN estranho entra na bactéria, é degradado por este mecanismo. Estas enzimas são amplamente utilizadas em estudos de biologia molecular. Existem centenas de enzimas que são capazes de clivar o ADN de cadeia dupla em sítios específicos. Os fragmentos formados como resultado destas clivagens são chamados fragmentos de restrição. Em biologia molecular, o Polimorfismo de Comprimento de Fragmentos de Restrição (RFLP) é uma técnica que revela as variações em sequências de ADN homólogas. Esta análise tornou-se uma técnica importante para identificar loci que contêm ou estão próximos de uma região genética defeituosa associada a uma doença genética. Nesta técnica, a diferença entre amostras de moléculas de ADN homólogas é detectada através das diferentes localizações dos locais das enzimas de restrição. Na análise RFLP, o produto da PCR é digerido com enzimas de restrição, formando fragmentos de restrição que são separados por eletroforese em gel de acordo com o seu tamanho. Atualmente, a PCR em tempo real e a tecnologia de sequenciação de ADN são amplamente utilizadas para detetar essas sequências. No entanto, a análise RFLP é o primeiro e mais económico método de deteção de fragmentos de ADN para identificar alelos. A base molecular das doenças genéticas; SNPs, segmentos VNTR, inserções, deleções, translocações e inversões podem ser elucidadas usando a tecnologia RFLP.

Referências

1. Bartlett, JMS, Stirling, D. *A Short history of polymerase chain reaction (Uma breve história da reação em cadeia da polimerase). Protocolos de PCR. Methods in Molecular Biology* (2ª ed.). 2003, pp. 3-6.
2. Bayoglu, B; Cengiz, M; Karacetin, G, et al. "Genetic polymorphism of angiotensin I converting enzyme (ACE), but not angiotensin II type recetor (ATrl) ,has a gender specific role in panic disorder. Psychiatry ClinNeurosci" 2012, 66(2), pp.130-7.
3. Cengiz, M; Okutan, SN; Bayoglu, B, et al "Genetic Polymorphism Of The Serotonin Transporter Gene, Slc6a4 Rs16965628, Is Associated With Obsessive Compulsive Disorder". In: *Testes genéticos e biomarcadores moleculares,* 2015, 19(5), pp. 228-234.
4. Dennis, L; Murphy, M. A., Fox, K.R., et al. "How the serotonin story is being rewritten by new gene-based discoveries principally related to SLC6A4, the serotonin transporter gene, which functions to influence all cellular serotonin systems", In: *Neuropharmacology*, 2008 55 (6), pp. 932-960.
5. Goes, FS. "Genetics of Bipolar Disorder: Recent Update and Future Diretions". In: *Clínicas Psiquiátricas da América do Norte*, 2016, 39(1), pp. 13955.
6. Karacetin, G; Bayoglu, B; Cengiz, M, et al. "Serotonin-2A recetor and catecol-O-methyltransferase polymorphisms in panic disorders". In: *Progresso em Neuro-Psicofarmacologia e Psiquiatria Biológica,* 2012, 36(1), pp 5
1 0.
7. Lachman, HM; Popolis, DF; Saito T, et al. "Human catechol-O- methyltransferase pharmacogenetics:Description of functional polymorphism and its potential application to neuropsychiatric disorders". In: *Pharmacogenetics,* 1996, 6 (3), pp.243-250.
8. Lodish, H; Berk A; Kaiser CA, et al. *Molecular Cell Biology*. Freeman and Company, Nova Iorque, 2008.
9. Nussbaum, R.; McInnes, RR; Willard H. WB. *Genetics in Medicine*, Saunders company, 2001.
10. Ozcetin, A; Poyraz, BQ; Poyraz, CA et al. "Polimorfismo T102C do gene do recetor da serotonina 2A em doentes turcos com esquizofrenia: Associação com défice cognitivo e sinais neurológicos ligeiros". In: *A Indian Journal of Psychiatry,* 2014, 56(4), pp 359-364.
11. Purves, D; Augustine, GJ; Fitzpatrick, D, et al., (eds). *Neuroscience* (2ª ed.), Sunderland, Sinauer Associates, 2001. Disponível em: http://www.ncbi.nlm.nih.gov/books/NBK11143.

CONSIDERAÇÕES MÉDICAS SOBRE A DOENÇA DE PARKINSON

Sorina Anamaria CHESCA

Hospital de Psiquiatria e Neurologia de Brasov, Roménia

Resumo: Este capítulo centra-se na informação e nos dados médicos sobre vários aspectos da doença de Parkinson. O capítulo mostra também aspectos das alterações estruturais dos nervos e particularidades morfo-funcionais alteradas na doença de Parkinson. No contexto da apresentação dos mecanismos etiopatogénicos, há referências sobre os componentes genéticos envolvidos na doença. No artigo são apresentados os factores implicados no desenvolvimento de outras doenças de Parkinson. Neste contexto, são apresentados dados sobre o mecanismo de stress oxidativo implicado nos mecanismos etiopatogénicos da doença de Parkinson. Para além disso, são também apresentados dados sobre os mecanismos moleculares que ocorrem na doença de Parkinson. Ao mesmo tempo, são delineadas as diretrizes recentes dos estudos sobre a doença.

Palavras-chave: patologia, Parkinson, dados médicos, determinismo genético, fisiopatologia, aspectos moleculares, novas abordagens

1. Introdução

Sabe-se que a doença de Parkinson é uma patologia neurodegenerativa com elevada incidência na população. Neste contexto, estudos têm demonstrado que a doença de Parkinson tem uma frequência tão elevada como a doença de Alzheimer. Conhecendo as caraterísticas da doença de Parkinson, esta pode ser definida como uma patologia neurodegenerativa, com caraterísticas específicas. Neste contexto, a doença de Parkinson é considerada uma patologia neurodegenerativa causada pela perda lenta de neurónios dopaminérgicos na substância negra, bem como de áreas dopaminérgicas e outras áreas não-dopaminérgicas do cérebro. Este facto é conhecido como a etiologia imprecisa desta doença.

Também podemos dizer que a doença de Parkinson pode iniciar-se em indivíduos pertencentes ao segmento entre os 40 e os 70 anos de idade, sendo uma condição mais comum na 6ª década de idade. [Em termos clínicos, o diagnóstico define a síndrome parkinsoniana, que ocorre no início da doença de Parkinson e numa série de síndromes parkinsonianas atípicas.

A investigação realizada até ao momento, sobre a etiologia da doença de Parkinson, identificou 10 formas diferentes de monogénicas desta patologia. Por esta razão, o termo preferido em vez de doença de Parkinson primária é "termo idiopático da doença de Parkinson", embora este ainda não seja de uso generalizado.

No contexto dos debates sobre esta doença, o parkinsonismo pode ser definido como uma forma que se caracteriza clinicamente pela combinação de tremor e repouso, com uma frequência de 4-7 ciclos/s, acompanhada de Brad/hipocinesia, rigidez muscular, posições de flexão e fenómenos de bloqueio motor, denominados "freezing".

No que respeita ao parkinsonismo, as categorias de doenças em que aparece podem ser classificadas da seguinte forma no quadro abaixo. [7]

Tabela 1:

Name of the form of disease	**Features**
Primary Parkinson's disease	The cummulation of all known characteristics
Parkinson Plus Syndromes (atypical parkinsonism)	• progressive supranuclear palsy • multisystem atrophy • Shy Drager Syndrome • strio-nigra degeneration • cerebellar atrophy, olivo-ponto • diffuse Lewy body disease • corticobasal degeneration
Parkinsonism of other diseases heredodegenerative (in this syndrome is not primary clinical feature)	• Frontotemporal dementia with parkinsonism • syndrome "overlap" Alzheimer Parkinson • SLA Parkinson syndrome dementia Guam • Huntington's disease - rigid version • Hallervorden-Spatz disease
secondary parkinsonism (consequence of acquired brain injury)	*Toxic:* • MPTP (methyl-4-phenyl-tetrahidropirinina)

Name of the form of disease	Features
	• Manganese • Carbon monoxide
secondary parkinsonism (consequence of acquired brain injury)	*Drug-induced:* • Neuroleptics • Metoclopramide, prochlorperazine • reserpine • Valproate • Calcium channels blocants
secondary parkinsonism (consequence of acquired brain injury)	*Vascular:* • Gaps multiple basal ganglia • Binswanger's disease • hydrocephalus • traumatic brain injury • Tumours • chronic hepatocerebral degeneration • Wilson disease
secondary parkinsonism (consequence of acquired brain injury)	*Infectious diseases:* • Parkinsonism, post-encephalitic • Creutzfeldt-Jakob disease • HIV / AIDS

2. Historial da doença de Parkinson

No estudo de qualquer patologia, é melhor referir a origem da sua descoberta, pois a soma de todos os elementos ajuda a definir a história da doença.

Mais concretamente, a doença de Parkinson foi conhecida pelo médico greco-romano Galeno. Este descreveu a existência de dois tipos de tremores das mãos e nomeadamente do corpo.

Além disso, de acordo com dados históricos, a doença de Parkinson foi reconhecida como uma condição médica em 1817, com o advento de "An Essay on the Shaking publication Palsy", do Dr. James Parkinson.

O livro escrito por James Parkinson (1755-1824), inclui informação relativa à etiologia desta doença. No contexto da informação que se pode encontrar no livro sobre o que está na origem da componente genética da doença, esta encontra-se juntamente com informação sobre o papel dos factos ambientais, favoráveis à doença, determinando mecanismos fisiopatológicos.

Na história da doença de Parkinson, no início do século XX, os Gowers assumiram que o aparecimento da doença de Parkinson poderia estar relacionado com o "envelhecimento precoce". A ideia de que a idade seria um fator de risco importante na etiologia da doença de Parkinson, subjacente aos estudos. Na sequência da sua doença de Parkinson, observou-se que as pessoas que pertencem à 5ª e 6ª décadas de idade, com um aumento da frequência da doença, tendem a segmentar a população entre os 60-70 anos. [8]

Teorias recentes e estudos modernos elucidam os mecanismos moleculares ligados à doença de Parkinson. Os estudos de Hawkes e Braak, a partir do "padrão" deste último divulgado, apoiam a hipótese do "duplo golpe". Segundo esta, um agente transmissível, que se pensa ser um possível vírus neurotrópico, penetra no sistema nervoso central através do bolbo olfativo e das secreções nasais, passando pelo estômago, depois pelo plexo de Meissner e finalmente pelo osso.

É conhecida uma outra hipótese moderna, de acordo com os estudos de Olanow e Prusiner, que propuseram a progressão dos processos patológicos da doença de Parkinson, e descreveram os mecanismos como "priões". O principal argumento desta teoria é a propagação de corpos de Lewy "hospedeiro-hospedeiro" na definição concreta, destacando células fetais transplantadas que sobreviveram durante muitos anos.

2. Aspectos genéticos da doença de Parkinson

A componente etiopatogénica da doença de Parkinson ocupa um lugar de destaque. No âmbito da componente genética subjacente à ocorrência desta patologia, estudos identificaram 16 genes que estão na base do aparecimento de formas monogénicas de transmissão da doença de Parkinson. No contexto, as mutações e os loci ainda não identificados, segundo os estudos; parecem ser responsáveis apenas por um número muito reduzido de casos de instalação da doença. Ainda de acordo com os estudos que têm sido efectuados no terreno, considerou-se que o substrato genético da maioria dos casos de doença de Parkinson, que de resto não obedecem a um padrão mendeliano claro de transmissão, não está totalmente elucidado. [10]

Deste ponto de vista, de acordo com a investigação genética, foi descoberta uma mutação genética no cromossoma 4q21-q23 que codifica a alfa-sinucleína (gene Park 1). A partir dos dados acima referidos, a mutação genética é suficiente para provocar a doença de Parkinson. Neste contexto, o papel da alfa-sinucleína na patogénese desta doença é suspeitado à margem, devido à mutação deste gene nas formas da família BP e, em segundo lugar, porque é um constituinte básico dos corpos de Lewy que são caraterísticos da doença de Parkinson idiopática.

Sabe-se que a alfa-sinucleína é uma proteína solúvel, de baixo peso molecular, que se encontra na maioria das regiões cerebrais, com localização predominante ao nível dos terminais nervosos pré-sinápticos. [17]

De acordo com as técnicas moleculares, a forma mutante da alfa-sinucleína sofre um processo de auto-agregação que leva à formação de fibras específicas, do tipo corpos de Lewy. [11]

A causa da agregação "espontânea" da alfa-sinucleína na doença de Parkinson ainda não foi elucidada, apesar de existirem estudos sobre o assunto. Também não estão totalmente elucidadas as questões relacionadas com os factores e como estes poderiam determinar o local de precipitação da alfa-sinucleína, o que deveria permitir a diferenciação da doença de Parkinson de outras "sinucleinopatias" como a "demência com corpos de Lewy"[17].

Embora tenham sido realizados estudos, não foram elucidados os aspectos relativos à seletividade dos danos neuronais limitados às células dopaminérgicas, tendo em conta a presença de alfa-sinucleína na maioria das áreas cerebrais. [21]

Um segundo gene descrito e considerado como tendo um papel na etiopatogénese da doença de Parkinson é o gene Park 2, identificado no braço longo do cromossoma 6q23-27). Estudos demonstraram que as mutações do gene Park 2 são responsáveis por uma forma de parkinsonismo juvenil, de natureza genética autossómica recessiva.

Do ponto de vista biomolecular, Park 2 é uma proteína localizada no citosol e associada à membrana, no entanto, funciona como uma ubiquitina ligase na degradação das proteínas. De acordo com estudos efectuados, as mutações genéticas parecem Park frceventa 2 seria a causa da doença de Parkinson.

Tabela 2:

Genetic characteristic	Disease characteristic
Mutations in the gene Park 2	Met in 47% of patients with early parkinsonism
Mutations in the gene Park 2	In a group of 100 patients with early disease onset Parkinson's disease; before 45 years, gene mutations were observed in 77% of cases with onset before 20 years

Estudos demonstraram que, em condições normais, o gene codifica uma proteína composta por 465 aminoácidos, designada por "Parkin". As caraterísticas e os resultados dos estudos podem ser consultados no quadro II [16]

Caraterística neurodegenerativa neste contexto é a degeneração nigra sem a presença de corpos de Lewy que são considerados "marca neuropatológica" especifica da doença de Parkinson. No contexto foi colocada a hipótese de que a neurodegenerescência selectiva da nigra é causada por perturbações metabólicas identificadas com precisão até à data e num momento que envolve a alfa-sinucleína e a parkin. De acordo com a natureza exacta destas perturbações, a formação de corpos de Lewy pode representar mais ou menos uma caraterística do processo degenerativo. [19]

Um terceiro gene que se descobriu ter um papel etiopatogénico na doença de Parkinson, é o Park 3 que tem o locus 2p13. De acordo com os resultados do estudo, estima-se que as mutações deste gene seriam responsáveis por certas formas de parkinsonismo autossómico dominante, mas ainda não foi descoberta a proteína por ele codificada.

Na última década foram descritos 10 genes e sítios locus dos mesmos, que podem estar associados ao aparecimento precoce da PA. Nesta perspetiva, considera-se o gene Park 8 como o investigado. Neste contexto, de acordo com estudos efectuados, uma única mutação dardarina

(PARK 8), conhecida como LRRK2 (Leucine-Rich Repeat Kinase) parece ser a mais frequentemente identificada tanto em casos familiares de doença de Parkinson, numa proporção de 2,8 a 6,6%, como na maioria dos casos esporádicos, numa proporção de 2-8%.

Na ideia da etiologia genética da doença de Parkinson, de acordo com os estudos que identificaram os genes que estão na base destes mecanismos, através das suas mutações, foi demonstrada, através de estudos, a existência de formas de parkinsonismo genético induzido. Deste ponto de vista, considera-se como uma certeza que apenas um pequeno número de doentes pode ser incluído nesta categoria, a maioria são casos esporádicos , podendo estar envolvidos factores genéticos. No contexto da análise foi iniciada a chamada "análise dos factores de risco genéticos", considerando os investigadores a existência de uma relação estreita entre os factores mencionados e a doença de Parkinson. [2, 3]

Os factores genéticos têm em devida conta os casos de sinais parkinsonianos associados a certas doenças degenerativas. Deste ponto de vista, pode-se associar o locus 17q21 às síndromes parkinsonianas: a esclerose lateral amiotrófica complexa, o parkinsonismo demencial, a degenerescência palido-ponto-nigra, a gliose subcortical progressiva familiar [20]. [20] Em contexto, na síndrome de parkinsonismo demência frontotemporal, que está ligada a todo o cromossoma 17 foi demonstrada mutação do gene *tau*.

O número de casos de doença de Parkinson esporádica é maioritário e, de acordo com os estudos realizados, assume-se a possibilidade de um fenómeno de adição de vários genes que induzem uma predisposição para a doença. Deste ponto de vista, vale a pena considerar que esta predisposição pode induzir o risco de degeneração dos neurónios dopaminérgicos, actuando em sinergia com factores ambientais, toxinas, etc.

Etiopatogénicos considerados de risco na ocorrência da doença de Parkinson[31].

3. Particularidades neuronais na doença de Parkinson

De acordo com os resultados do estudo, sabe-se que a doença de Parkinson é um tipo de patologia que tem uma tendência para o agravamento gradual correspondente à perda gradual de neurónios dopaminérgicos na substância negra.

Note-se que os restantes neurónios funcionais do sistema nervoso central apresentam corpos de Lewy, doença de Parkinson que são específicos em termos de patologia.

A morfologia, inclusões citoplasmáticas eosinofílicas, dos corpos de Lewy é a de uma estrutura filamentosa, tendo como principal constituinte a a-sinucleína. Os corpos de Lewy localizam-se na periferia das inclusões e predominam na zona central onde é rica em ubiquitina.

Não está totalmente elucidada a razão pela qual ocorre a ocorrência e causa da acumulação excessiva de corpos de Lewy na doença de Parkinson, mesmo que 70 outras proteínas filamentosas estejam associadas aos corpos de Lewy. Considera também que a a-sinucleína tem um papel fundamental na patogénese da doença de Parkinson.

Considera-se que a doença de Parkinson ocorre como consequência de uma perturbação no processamento de proteínas intracelulares. Deste ponto de vista, os estudos demonstraram que existe um consenso sobre o significado da patologia dos corpos de Lewy. Estes últimos são considerados, por um lado, como o resultado final de um processo defensivo e falhado, isolando proteínas tóxicas ou, por outro lado, acredita-se que sejam os principais responsáveis pela ineficiente depuração anómala de proteínas sendo, por isso, a principal causa de morte neuronal[18].

No contexto dos corpos de Lewy acima referidos, sabe-se que o inofensivo é apenas um epifenómeno e também um marcador de células danificadas.

A existência de corpos de Lewy nos territórios corticais que registaram perdas neuronais como, por exemplo, o neocórtex e a sua presença num número relativamente elevado de doentes idosos que não apresentavam sinais de parkinsonismo sugerem que a simples existência destas inclusões que definem os corpos de Lewy não é suficiente para produzir a morte celular. [26]

Como é sabido, os corpos de Lewy são descritos como sendo caraterísticos da doença de Parkinson.

Estudos recentes têm chamado bastante a atenção para o facto de estas estruturas biomoleculares que definem os corpos de Lewy aparecerem noutros tipos de doenças neurodegenerativas menos comuns. Neste contexto, o protótipo destas é considerado a demência com corpos de Lewy (DLB), que se diferencia da doença de Parkinson idiopática por se espalhar a nível cortical e subcortical, e por se instalar e demência precoce. [14]

O termo "Corpos de Lewy incidentais" é mais recente na literatura, estas estruturas biomoleculares são descritas em doentes que morreram em consequência de condições "extracerebrais" sem apresentarem sintomas neurológicos. [13]

4. Stress oxidativo implicado na etiologia da doença de Parkinson

É bem sabido que o stress oxidativo é o pressuposto mais importante subjacente aos mecanismos etiopatogénicos da ocorrência da doença de Parkinson.

Neste contexto, sabe-se que o stress oxidativo desempenha um papel fundamental no início e na manutenção dos mecanismos fisiopatológicos subjacentes à doença de Parkinson. [22] O stress oxidativo envolve o movimento dos processos bioquímicos intracelulares para reduzir a oxidação excessiva, esgotando rapidamente os mecanismos compensatórios, levando à peroxidação lipídica e, finalmente, à morte celular. [15]

Nos estudos que têm sido feitos nos últimos anos, a investigação tem-se centrado nos mecanismos de stress oxidativo que interagem com a disfunção mitocondrial, a disfunção UPS (sistema ubiquitina-proteassoma), a excitotoxicidade, a perturbação do equilíbrio do cálcio, a inflamação e a apoptose. De acordo com o estudo de resultados, todos estes fenómenos são amplificados e influenciam-se mutuamente, seguindo um círculo vicioso de toxicidade que conduz à disfunção neuronal, resultando na morte celular final. [4] O UPS (sistema ubiquitina-proteassoma) é uma forma complexa de identificação, marcação e entrega de proteínas indesejadas ao sistema proteassoma 26 / 20S para serem processadas. Estudos recentes permitiram a identificação de proteínas que inibem este sistema. Estas estruturas semelhantes a proteínas parecem regular a atividade do proteassoma e parecem estar envolvidas na prevenção da destruição excessiva de proteínas essenciais. Deste ponto de vista, a diminuição da capacidade de remover as proteínas indesejadas UPS é considerada um fator importante na etiopatogénese da doença de Parkinson. [27]

5. Factos apoptóticos na doença de Parkinson

A apoptose é uma das principais vias através das quais ocorre a morte neuronal nas doenças neurodegenerativas. Deste ponto de vista, é de salientar que a doença de Parkinson é uma doença neurodegenerativa. A importância da apoptose nas doenças neurodegenerativas é demonstrada pela exposição das culturas neuronais às condições específicas destas doenças, o que leva à morte celular por apoptose. [27]

A apoptose define um processo sequencial que se inicia com a condensação da cromatina e a redução do volume celular. Posteriormente formam-se corpúsculos apoptóticos, que representam fragmentos do núcleo e do citoplasma, que recobrem a membrana celular e que são "expulsos" da célula, sendo a célula fagocitada livremente ao seu redor. Neste processo, como caraterística biomolecular é útil notar sufea não mencionar que as alterações biomoleculares mitocondriais. É também útil referir que, nas fases avançadas da doença de Parkinson, a maioria das células apresenta sinais caraterísticos de degradação do ADN nuclear.

6. Diferentes factos implicados na etiologia da doença de Parkinson

Nos mecanismos modificadores da doença de Parkinson estão implicados factores de risco complexos, como o comprovam os resultados de numerosos estudos. Entre estas substâncias tóxicas, podemos lembrar os herbicidas, os pesticidas e diversos poluentes.

As últimas décadas têm demonstrado que no aparecimento da doença de Parkinson são grandes consumidores de fármacos, indivíduos a quem foram observados vários sinais parkinsonianos específicos[29]. [Também nas últimas décadas, devido a estudos, observou-se que certas cadeias respiratórias tóxicas podem ser sintetizadas endogenamente. Este processo é aumentado pela exposição a agentes tóxicos ou inflamatórios. Em ligação com o stress oxidativo, a inflamação está envolvida em ambos os mecanismos de modificação da doença de Parkinson, o que comprova os resultados de numerosos estudos.

Noutra perspetiva, a relação inversa entre o tabagismo e a doença de Parkinson é considerada uma observação antiga que sugere um possível efeito protetor do tabaco ou sintomático. [Noutras notícias, estudos têm descrito a relação inversa entre o consumo de café e o aparecimento da doença de Parkinson, o que é importante para o sexo masculino. [25]

Além disso, as mulheres estudaram a correlação entre a cafeína, os níveis de estrogénio na pós-menopausa e o risco de doença de Parkinson. Os resultados do estudo mostraram o papel protetor da cafeína nas mulheres sem reposição hormonal de estrogénio e um risco acrescido de desenvolver a doença de Parkinson está associado ao abuso de cafeína encontrado nas mulheres que utilizam preparações de estrogénio. [2, 26]

Numerosos outros estudos procuraram ligações entre a alimentação e o risco de doença de Parkinson. Deste ponto de vista, foi demonstrado por estudos que a dieta calórica reduz o risco de doença de Parkinson tanto para a instalação como para a doença de Alzheimer, especialmente se for estabelecida aos 20 anos de idade. [23]

O tipo de dieta sobre a importância e o aparecimento da doença de Parkinson foi estudado o efeito da suplementação da dieta das vitaminas A, C, E, resultados de estudos que demonstram que estes tipos de vitaminas não parecem reduzir o risco da doença. Comprovando que o regime rico em vitamina E diminui, em princípio, o risco de doença de Parkinson, sugerem a existência deste efeito noutros componentes da dieta. [30]

É importante recordar que se observa a relação entre o excesso de peso e a alteração do sistema nigro-estriatal, factores incriminados na instalação como doença de Parkinson. Neste contexto, os resultados de um estudo demonstraram que a região máxima do tecido subcutâneo tricipital é diretamente proporcional ao risco de doença de Parkinson. Numa outra perspetiva, foi estudada a relação entre a síndrome depressiva e o aparecimento da doença de Parkinson. Neste contexto, um estudo retrospetivo realizado num grande número de pacientes mostrou uma frequência significativamente mais elevada de ocorrência da doença em pacientes com história clínica de Parkinson depressiva.

Além disso, e estudos demonstraram que a idade poderia ser um fator etiopatogénico no aparecimento da doença de Parkinson, é agora difícil dizer que os mecanismos biomoleculares e fisiológicos envolvidos na instalação da senescência, como elementos da senilidade complexa determinam precocemente a etiologia de Parkinson, com alterações caraterísticas nas estruturas nervosas. [9]

7. Conclusão

Embora a elucidação dos mecanismos de modificação da aparência da doença de Parkinson tenha sido realizada e continue a definir muitas áreas de investigação, as experiências em modelos animais são consideradas mais indicativas de doenças neurodegenerativas, apesar de a patogénese da doença de Parkinson não ser totalmente conhecida.

No entanto, são conhecidos factores de natureza diferente que interagem e sabe-se que são múltiplos os processos que contribuem para a etiopatogenia da doença de Parkinson. Neste contexto, podemos mencionar como factores que contribuem para a patogénese da doença de Parkinson o stress oxidativo, a disfunção mitocondrial, a excitotoxicidade e os processos inflamatórios [7]. [7] Também, de acordo com a aceitação atual, em termos etiopatogénicos, a doença de Parkinson pode resultar de factores genéticos associados a factores ambientais. Todos estes factores parecem desempenhar um papel importante na degeneração progressiva dos neurónios dopaminérgicos que ocorre na doença de Parkinson [4]. [4]

Em conclusão, a doença de Parkinson é o resultado do envolvimento de vários factores etiopatogénicos, que têm sido objeto de numerosos estudos para verificar os seus resultados e, de facto, para serem considerados determinantes no desenvolvimento desta patologia neurodegenerativa.

Agradecimentos

Gostaria de agradecer ao Dr. Tim Sandle PhD, Diretor de Microbiologia da BPL, Reino Unido, pela assistência prestada durante a avaliação deste capítulo.

Referências

1. Andrew J. Lees. "A quimera de Parkinson". In: *Neurology* 2009; 72, pp. S2-S10.
2. Ascherio A, Chen H, Schwarzschild MA, et al. "Cafeína, pós-menopausa estro gen, and risk of Parkinson's disease" In: *Neurology* 2003,60, pp. 790795.
3. Bajenaru, O; Perju-Dumbrava, L.;Tiu, C., Popescu, B. O., *Ghid de Diagnostic si tratament in boala Parkinson,* Societatea de Neurologie din Romania,2009.
4. Chen RC, Chang SF, Su CL, et al. "Prevalência, incidência e mortalidade de PD: Um inquérito porta-a-porta no condado de Ilan, Taiwan". *In: Neurology* 2001; 57, pp. 1679-1686.
5. Cheryl H. "Waters Diagnosis and Management of Parkinson's Disease", *Professional Communications,* Inc. 2008, pp. 11-250.
6. Che§ca , A; Ozturk M. (ed) *Introductive Notions and General Data of Cellular and Molecular Biology in: Methods for Cellular and Molecular Diagnostics in Human Pathology,* Istanbul University Press House, 2011, pp 1 - 12.
7. Fahn, S, "Classificação das perturbações do movimento". In: *Distúrbios do Movimento,* 2011,26(6), pp. 947-57.
8. Goetz CG, McGhiey A, "The movement disorder society and movement disorders: a modern history". In: *Movement Disorders*, 2011, 26(6), pp. 939-46.
9. Goetz G., Christopher, "The History of Parkinson's Disease: Os primeiros sintomas clínicos
Descrições e Terapias Neurológicas". In: *Cold Spring Harb Perspect Med.* 2011 Sep; 1(1), pp. a008862.
10. Hedrich K, Marder K, Harris J, et al." Avaliação de 50 probandos com doença de Parkinson de início precoce para deteção de mutações na Parkina". In: *Neurology,* 2002; 58, pp. 1239-1246.
11. Hurtig HI, Trojanowski JQ, Galvin J, et al. "Alpha-synuclein cortical Lewy- bodies correlate with dementia in Parkinson's disease". In*: Neurology* 2000; 54, pp. 1916-1920.
12. Hernan MA, Checkoway H, O'Brien R, et al. "MAOB intron 13 and COMT codon 158 polymor phisms, cigarette smoking, and the risk of PD". In: *Neurology* 2002; 58, pp. 1381-1387.
13. Hughes Andrew J, MD FRACP, Daniel Susan E, BSc MD, FRCPath, Lees Andrew J, MD FRCP, "Improved accuracy of clinical diagnosis of Lewy body Parkinson's disease", In: *Neurology* October 23, 2001 vol. 57 8 14971499.
14. Jain CK, Vishwanathan N. "Doença de Parkinson: Uma perigosa magia da natureza". In: *Scientific Research and Essay* 2007; 2(7), pp. 251-255.
15. Jenner P, Olanow CW. "Stress oxidativo e a patogénese da doença de Parkinson". In: *Neurology* 1996; 47 (Suppl. 3), pp. S161-S170.
16. Kitada Tohru, Asakawa Shuichi , Hattori Nobutaka , Matsumine Hiroto, Yamamura Yasuhiro , Minoshima Shinsei, Yokochi Masayuki , Mizuno Yoshikuni & Shimizu Nobuyoshi, "Mutações no gene da parkin causam parkinsonismo juvenil autossómico recessivo" In: Nature, 1998, 392, ppo.605-608.
17. Kobayashi H, Kruger R, Markopou lou K, et al. "Haploinsuffi ciency at the a-synuclein gene underlies phenotypic severity in familial Parkinson's dise ase". In: *Brain* 2003; 126 Part 1, pp. 32-42.
18. Kordower Jeffrey H , Chu Yaping, Hauser Robert A, Freeman Thomas B & Olanow C Warren, "Lewy body-like pathology in long-term embryonic nigral transplants in

Parkinson's disease". In: *Nature Medicine,* 2008: 14, 504 - 506.
19. Lanska DJ, Capítulo 33: a história dos distúrbios do movimento". In: *Handb Clin Neurol.* 2010, 95, pp. 501-46.
20. Larson PS, "Deep brain stimulation for movement disorders" (Estimulação cerebral profunda para distúrbios do movimento). In: *Neurotherapeutics.* 2014 Jul;11(3), pp. 465-74.
21. Lee JY, Nagano Y , Taylor JP , Lim, KL , Yao TP. "Mutações causadoras de doenças na parkin prejudicam a ubiquitinação mitocondrial, a agregação e a mitofagia dependente de HDAC6", In: *The Journal of Cell Biology,* 2010, 189 (4), 671-679.
22. Marek K, Innis R, van Dyck C, et al. "123]0-CIT SPECT imaging assessment of the rate of Parkinson's disease progression". In: *Neurology* 2001; 57, pp. 2089-2094.
23. Mattson MP. "A restrição calórica e o folato protegerão contra a DA e a DP?" In: *Neurology* 2003; 60, pp. 690-695.
24. Mour.adian MM. "Avanços recentes na genética e patogénese da doença de Parkinson". In: *Neurologia* 2002; 58, pp. 179-185.
25. Prediger RD., "Effects of caffeine in Parkinson's disease: from neuroprotection to the management of motor and non-motor symptoms", In: *J Alzheimers Dis.* 2010;20 Suppl 1, pp. S205-20.
26. Ragonese, P; D' Amelio, M; Sa lemi G, et al. "Risk of Parkinson disease in women: Effect of repro ductive cha racteris tics". In: *Neurology* 2004; 62, pp. 2010-2014.
27. Rawal, PV; Almeida, L; Smelser, LB et al. "Menor longevidade do gerador de pulsos e ajustes mais frequentes do estimulador com DBS palidal para distonia versus outros distúrbios do movimento", In: *Brain Stimul.* 2014, 7(3), pp. 345-9.
28. Ross GW, Petrovitch H. "Current evidence for neuroprotective effects of nicotine and caffeine against Parkinson's disease" (Provas actuais dos efeitos neuroprotectores da nicotina e da cafeína contra a doença de Parkinson). In: *Drugs Aging.* 2001,18(11), pp. 797-806.
29. Schuurman AG, van den Akker M, Ensinck KTJL, et al. "Increased risk of Parkinson's disease after depression: Um estudo de coorte retrospetivo". In: *Neurology* 2002; 58, pp. 1501-1504.
30. Zhang SM, Hernan MA, Chen H, et al. Consumo de vitaminas E e C, carotenoides, suplementos de vitamina e risco de DP. *In: Neurology* 2002; 59, pp. 11611169.
31. West AB, Moore DJ, Choi C , Andrabi SA, Dikeman, X Li, D , Biskup S, . Parkinson's disease-associated mutations in LRRK2 link enhanced GTP- binding and kinase activities to neuronal toxicity, *Human Molecular Genetics,* 2007, 16 (2), 223-232.

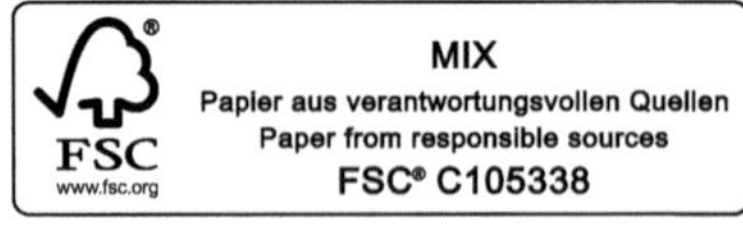

Printed by Books on Demand GmbH, Norderstedt / Germany